Le manuel de Rucking

Maîtriser l'art de porter des charges lourdes pour le fitness et l'aventure

PAR

Travis K.Bone

Table des matières

Introduction

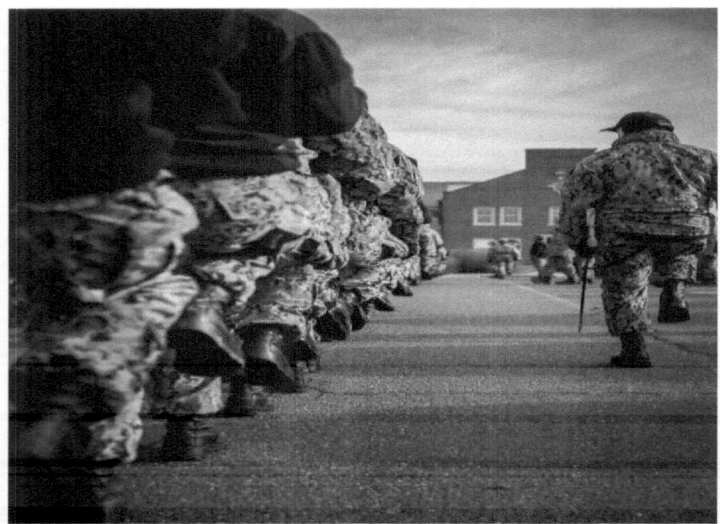

Êtes-vous à la recherche d'un entraînement qui met votre corps et votre esprit au défi, développe votre force fonctionnelle et votre endurance et offre des possibilités infinies d'aventure ? Ne cherchez pas plus loin que le rucking.

Le rucking consiste à porter un sac à dos ou un sac à dos rempli de poids lors d'une marche ou d'une randonnée. Développé à l'origine comme technique d'entraînement militaire, le rucking a gagné en popularité ces dernières années en tant qu'activité de remise en forme, ainsi que comme moyen d'explorer les grands espaces.

Dans ce manuel, nous explorerons les avantages du rucking pour la santé physique et mentale, fournirons des conseils sur l'équipement et l'équipement, proposerons des plans d'entraînement structurés et des séances d'entraînement au rucking pour tous les niveaux de forme physique, et discuterons de la nutrition, de la prévention des blessures, des stratégies de récupération et du rucking. pour l'aventure.

Que vous soyez un passionné de fitness à la recherche d'un nouveau défi, un aventurier en plein air cherchant à repousser vos limites ou quelqu'un cherchant à améliorer sa santé et son bien-être en général, le rucking a quelque chose à offrir. Commençons.

Qu'est-ce que le rucking ?

Le rucking est une forme d'exercice qui consiste à porter un sac à dos ou un sac à dos lesté pendant une marche ou une randonnée. L'idée est d'ajouter du poids à votre corps et de mettre à l'épreuve vos muscles, votre système cardiovasculaire et votre force mentale. Développé à l'origine comme technique d'entraînement militaire, le rucking a gagné en popularité ces dernières années comme forme d'exercice et comme moyen d'explorer les grands espaces.

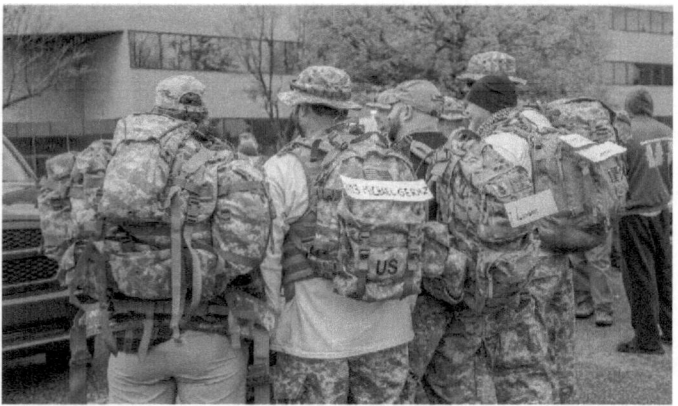

Lors du transport, le poids du sac à dos ou du sac à dos est généralement réparti uniformément sur le dos et les sangles sont ajustées pour s'adapter parfaitement aux épaules et à la taille. Le poids de la charge peut varier en fonction du niveau de forme physique, de l'expérience et des objectifs de l'individu. Cela peut aller d'aussi peu que 10 livres à 100 livres ou plus.

La distance et le rythme d'un ruck peuvent également varier en fonction des objectifs et des capacités de l'individu. Certaines personnes peuvent choisir de parcourir de courtes distances à un rythme rapide, tandis que d'autres peuvent préférer parcourir de plus longues distances à un rythme plus lent. Le rucking peut être effectué sur divers terrains, notamment la chaussée, les sentiers et même les terrains accidentés.

Le rucking offre de nombreux bienfaits physiques et mentaux. Physiquement, le rucking est une excellente forme d'exercice cardiovasculaire qui peut aider à augmenter l'endurance, à brûler des calories et à améliorer la condition physique globale. Il aide également à renforcer la force des jambes, du dos et des épaules, ainsi qu'à améliorer la posture et l'équilibre. Mentalement, le rucking peut aider à développer la force mentale et la résilience, ainsi qu'à procurer un sentiment d'accomplissement et d'aventure.

Le rucking est une forme d'exercice à faible impact qui convient aux personnes de tout âge et de tout niveau de condition physique. Il s'agit d'une forme d'exercice polyvalente qui peut être pratiquée seul ou en groupe, à l'intérieur ou à l'extérieur, et avec un minimum d'équipement. Le rucking est également une forme d'exercice rentable qui ne nécessite pas d'abonnement à un gymnase ni d'équipement coûteux.

En résumé, le ruck est une forme d'exercice qui consiste à porter un sac à dos lesté pendant une marche ou une randonnée. Il s'agit d'une forme d'exercice polyvalente et à faible impact qui offre de nombreux bienfaits physiques et mentaux. Que vous soyez un passionné de fitness, un aventurier en plein air ou que vous recherchiez simplement une nouvelle façon de vous mettre au défi, le rucking peut être un excellent ajout à votre routine d'exercice.

Une brève histoire du rucking

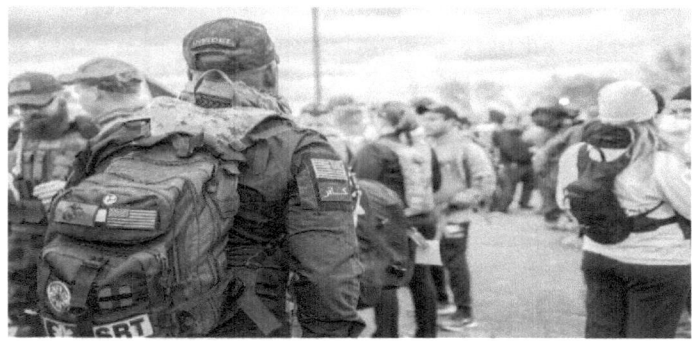

Le rucking trouve ses racines dans l'armée, où il a été développé pour entraîner les soldats à transporter de lourdes charges sur de longues distances. Le terme « ruck » est l'abréviation de « sac à dos », qui est le sac à dos ou le sac que les soldats portent sur leur dos. Le rucking était à l'origine utilisé par les soldats sur le terrain pour transporter du matériel et des fournitures et comme moyen de conditionner et de renforcer le corps.

Aux États-Unis, le rucking est devenu un élément officiel de l'entraînement militaire au début du XXe siècle. Il a été largement utilisé pendant la Seconde Guerre mondiale, notamment par les soldats en terrain montagneux. Les guerres de Corée et du Vietnam ont également vu un usage intensif du rucking par les soldats sur le terrain.

Au fil du temps, le rucking a commencé à gagner en popularité en dehors du milieu militaire. Dans les années 1980 et 1990, le rucking est devenu une forme d'entraînement physique populaire parmi les agents des forces de l'ordre et les pompiers, qui l'utilisaient pour développer leur endurance et leur force fonctionnelle.

Ces dernières années, le rucking a gagné en popularité en tant que forme d'exercice et d'activité de plein air. La montée en puissance des courses à obstacles et des courses d'aventure a contribué à introduire le rucking dans le courant dominant. Aujourd'hui, le rucking est pratiqué par des personnes de tous âges et de tous niveaux de forme physique, comme un moyen de mettre le corps et l'esprit au défi et d'explorer les grands espaces.

Le rucking a évolué au fil du temps et il existe aujourd'hui de nombreuses variantes et approches différentes du rucking. Certaines personnes recherchent leur forme physique, tandis que d'autres l'utilisent comme moyen d'explorer les grands espaces. Certains utilisent des poids légers et parcourent de courtes distances, tandis que d'autres utilisent des poids lourds et parcourent de longues distances. Malgré ces variations, le concept de base du rucking reste le même : porter une charge sur le dos lors d'une marche ou d'une randonnée, dans le but de développer la force fonctionnelle, l'endurance et la résilience.

En résumé, le rucking a une riche histoire qui remonte à l'armée, où il a été développé comme moyen d'entraîner les soldats à transporter de lourdes charges sur de longues distances. Aujourd'hui, le rucking a gagné en popularité en tant que forme d'exercice et d'activité de plein air et continue d'évoluer et de gagner en popularité auprès des personnes de tous âges et de tous niveaux de forme physique.

CHAPITRE 2

Avantages du rucking

Le Rucking offre de nombreux avantages physiques et mentaux, ainsi que des applications concrètes. Dans ce chapitre, nous explorerons chacun de ces avantages en détail.

A. Avantages physiques
1. Santé cardiovasculaire : Le rucking est une excellente forme d'exercice cardiovasculaire qui peut aider à améliorer la santé cardiaque, à augmenter la capacité pulmonaire et à réduire le risque de maladies cardiovasculaires telles que les crises cardiaques et les accidents vasculaires cérébraux.

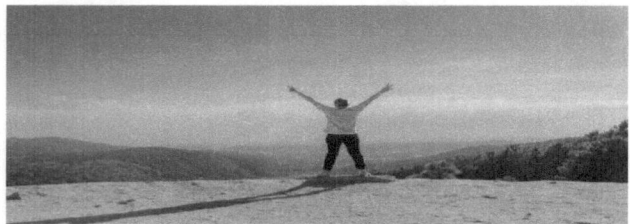

2. Force et endurance : le rucking sollicite les muscles des jambes, du dos et des épaules, aidant ainsi à développer la force fonctionnelle et l'endurance. Au fil

du temps, un rucking régulier peut aider à améliorer la posture, l'équilibre et la forme physique globale.

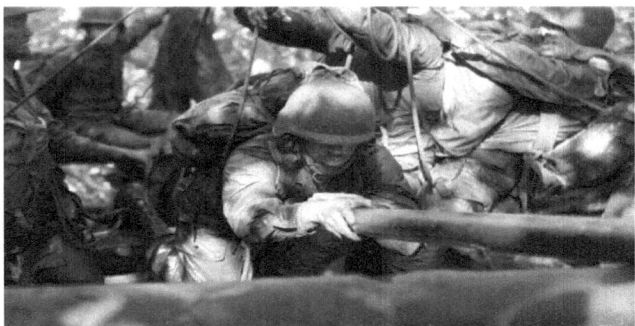

3. Perte de poids : Le rucking est un excellent moyen de brûler des calories et de perdre du poids. En portant une lourde charge sur le dos, le corps brûle plus de calories qu'il ne le ferait.
lors d'une promenade ou d'une randonnée régulière.

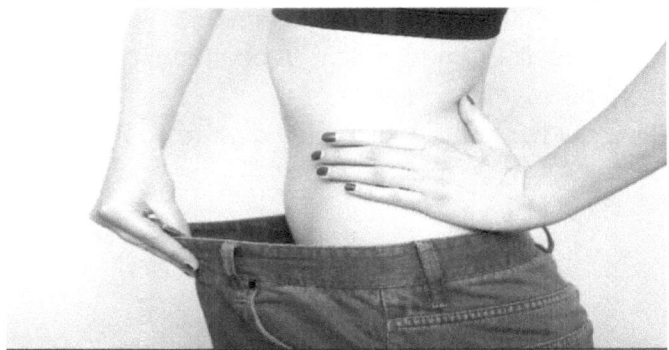

Avantages mentaux

1. Résistance mentale : Le rucking nécessite de la force mentale et de la résilience. L'acte
porter une lourde charge sur le dos pendant une marche ou une randonnée peut être mentalement
difficile, mais cela peut également aider à développer une force mentale et une résilience qui peuvent
être appliqué à d'autres domaines de la vie.

2. Soulagement du stress : le rucking est un excellent moyen de soulager le stress et de vider l'esprit. Être
sortir dans la nature et pratiquer une activité physique peut aider à réduire les niveaux de stress et
améliorer le bien-être mental.

3. Sentiment d'accomplissement : le rucking peut procurer un sentiment d'accomplissement
et la fierté. Réaliser un ruck difficile peut donner un sentiment de satisfaction et
confiance qui peut être appliquée à d'autres domaines de la vie.

Applications du monde réel

1. Entraînement militaire : Le rucking est encore largement utilisé dans l'entraînement militaire, car il s'agit d'un
moyen efficace de conditionner les soldats aux exigences physiques et mentales de
combat.

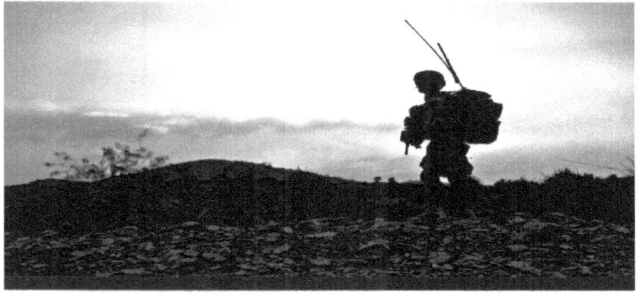

2. Application de la loi et lutte contre les incendies : le rucking a été utilisé par les forces de l'ordre.
et le personnel de lutte contre l'incendie comme moyen de conditionnement et de formation fonctionnelle.

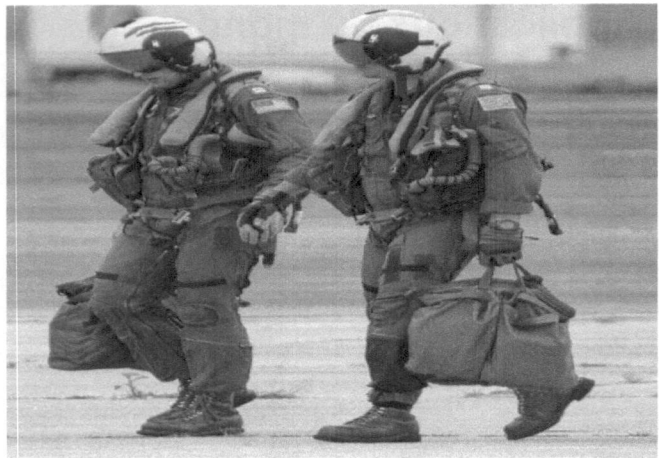

3. Courses d'aventure : Le rucking devient de plus en plus populaire dans les courses d'aventure, car il ajoute un défi supplémentaire aux courses et peut être utilisé comme un moyen.
du transport lors de certains événements.

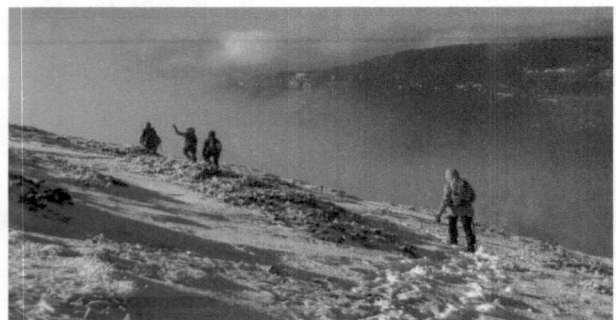

En résumé, le rucking offre toute une gamme d'avantages physiques et mentaux, ainsi que de réels avantages.
applications mondiales. Que vous cherchiez à améliorer votre forme physique,

17

et la force mentale, ou pour se préparer à une
profession ou à un événement spécifique, le rucking
peut être un
excellent ajout à votre routine d'exercice.

chapitre 3

Équipement et équipement

Lorsqu'il s'agit de rucking, il est essentiel d'avoir le bon équipement pour garantir
confort, sécurité et efficacité. Dans ce chapitre, nous explorerons les équipements clés et
équipement nécessaire pour réussir le rucking.

A. Sacs à dos et sacs à dos
1. Capacité : lors du choix d'un sac à dos ou d'un sac à dos pour le voyage, il est important de
considérez la capacité du pack. Le paquet doit être suffisamment grand pour contenir tout
équipement et fournitures nécessaires, mais pas si volumineux qu'il devienne inconfortable de
porter.

2. Confort : le sac à dos ou le sac à dos doit s'adapter confortablement au dos de l'utilisateur,
avec des sangles réglables et un rembourrage pour assurer une bonne répartition du poids et
éviter les frottements et l'inconfort.

3. Durabilité : Un sac à dos ou un sac à dos doit être suffisamment solide pour résister aux
rigueurs du rucking, avec des fermetures éclair robustes, des coutures renforcées et une qualité supérieure
matériaux.

Chaussure

1. Stabilité : Les bonnes chaussures pour le rucking doivent offrir stabilité et soutien,
avec une semelle ferme et un support de cheville pour éviter les torsions et les blessures.

2. Confort : Le rucking implique de longues périodes de marche ou de randonnée. Il est donc important de choisir des chaussures confortables et bien ajustées, dotées d'un amorti et d'une respirabilité suffisants.

3. Traction : Les chaussures doivent offrir une bonne traction, en particulier sur sol mouillé ou humide. conditions glissantes.

Vêtements

1. Couches : Lors du rucking, il est important de porter des couches pour réguler le corps
température et éviter la surchauffe ou l'hypothermie.

2. Respirabilité : les vêtements doivent être respirants et évacuer l'humidité, pour éviter
Accumulation de sueur et frottements.

3. Durabilité : Les vêtements doivent être durables et capables de résister aux rigueurs de
rucking, avec coutures renforcées et matériaux de haute qualité.

Autres équipements et accessoires

1. Hydratation : Rester hydraté est crucial lors du rucking, donc un sac d'hydratation ou
une bouteille d'eau est indispensable.

2. Navigation : Une carte et une boussole, ou un appareil GPS, peuvent aider à assurer la sécurité navigation et éviter de vous perdre.

3. Éclairage : Lorsque vous roulez dans des conditions de faible luminosité ou d'obscurité, une lampe frontale ou une lampe de poche
est nécessaire pour assurer la visibilité et prévenir les accidents.

En résumé, disposer du bon équipement est crucial pour un rucking réussi et sûr. Lors du choix du matériel et de l'équipement, il est important de prendre en compte le confort, la durabilité et la fonctionnalité. En investissant dans du matériel et des accessoires de haute qualité, le rucking peut être une activité sûre et agréable qui procure de nombreux avantages physiques et mentaux.

Chapitre 4

Entraînement pour le rucking

Le rucking est une activité physique exigeante qui nécessite une préparation, un entraînement et dévouement. Dans ce chapitre, nous explorerons les éléments clés d'un rucking efficace.
formation, y compris surcharge progressive, construction d'une base solide, structurée
des plans d'entraînement et des conseils pour rester motivé.

Surcharge progressive

La surcharge progressive est l'augmentation progressive de la charge de travail, de l'intensité ou le volume d'un exercice pour défier continuellement le corps et favoriser la croissance
et amélioration.

 La surcharge progressive est importante en ruck car elle

aide à développer l'endurance, la force et la forme cardiovasculaire au fil du temps, conduisant à une amélioration des performances et à une réduction du risque de blessure.

Construire une base solide

Construire une base solide en rucking implique de développer des compétences et des techniques de base, d'établir une routine d'entraînement cohérente et d'augmenter progressivement l'intensité et la durée des séances de rucking.
Construire une base solide est essentiel pour assurer la sécurité et
le rucking est efficace, car il aide à prévenir les blessures, à améliorer les performances et à développer l'endurance au fil du temps.

Plans de formation structurés

Les plans d'entraînement structurés sont des programmes d'entraînement prédéfinis adaptés à des buts et objectifs spécifiques, intégrant divers exercices et
activités pour développer la force, l'endurance et la forme physique.
Des plans d'entraînement structurés peuvent aider les ruckers à progresser

de manière sûre et efficace, tout en gardant une formation variée et intéressante.

Conseils pour rester motivé

Rester motivé dans le rucking implique de maintenir une attitude positive, de fixer des objectifs réalisables, de trouver une communauté de soutien et de s'adapter aux défis et aux revers. Rester motivé est important dans le rucking car cela aide à maintenir la cohérence et l'engagement envers l'entraînement, conduisant à une amélioration.

performance et réussite globale.

En résumé, un entraînement efficace au rucking implique une surcharge progressive, la construction d'une base solide, des plans d'entraînement structurés et la motivation. Par

En intégrant ces éléments dans leur programme d'entraînement, les ruckers peuvent améliorer leur endurance, leur force et leur forme physique globale, tout en réduisant le risque de blessures et maximiser leur potentiel.

Le manuel du rucking

Chapitre 5

<u>Entraînements de rucking</u>

Les entraînements rucking sont un excellent moyen de développer l'endurance, la force et la forme cardiovasculaire. Dans ce chapitre, nous explorerons les éléments clés d'une
les entraînements de rucking, y compris les entraînements pour débutants, intermédiaires et avancés, les rucks longue distance et les défis et événements de rucking.

Entraînements pour débutants

Les entraînements de rucking pour débutants sont conçus pour les personnes qui débutent dans le rucking et qui cherchent à construire une base solide. Les entraînements pour débutants aident à développer des compétences et des techniques de base, à établir une routine d'entraînement cohérente et à développer l'endurance progressivement au fil du temps.

Entraînements intermédiaires

Les entraînements intermédiaires de rucking sont conçus pour les personnes qui ont une certaine expérience du rucking et qui cherchent à améliorer leurs performances.
et l'endurance. Les entraînements intermédiaires aident à développer la force, à améliorer la forme cardiovasculaire et à mettre le corps au défi de s'adapter et de s'améliorer.

Entraînements avancés

Les entraînements avancés de rucking sont conçus pour les personnes qui ont un haut niveau de forme physique et une expérience du rucking et qui recherchent un plus grand défi.
 Des entraînements avancés aident à pousser le corps dans ses retranchements,
favoriser la croissance et l'amélioration, et se préparer aux rucks longue distance et
défis.

Rucks longue distance

Les rucks longue distance sont des entraînements de ruck qui couvrent une distance de 10 miles ou plus.
 Les rucks longue distance aident à développer l'endurance, le mental

endurance et préparez-vous à relever des défis et des événements.

Défis et événements Rucking

Les défis et événements de rucking sont des compétitions ou des événements organisés qui impliquent du rucking sur une distance, un terrain ou un temps spécifique.

Les défis et les événements de Rucking aident à motiver et

inspirez les ruckers, construisez la camaraderie et la communauté, et favorisez la croissance et la réussite personnelles.

Chapitre 6

Nutrition pour le rucking

Le rucking peut être une activité physique intense qui nécessite beaucoup d'énergie et d'endurance. Une bonne nutrition est essentielle pour une performance, une récupération et une

Santé globale. Dans ce chapitre, nous explorerons les éléments clés de la nutrition pour le ruck, y compris le ravitaillement avant et pendant les rucks, la nutrition de récupération et

stratégies d'hydratation.

Faire le plein avant et pendant les rucks

Faire le plein avant et pendant les rucks implique de consommer les bons types et quantités de nourriture et de liquides pour maintenir les niveaux d'énergie et prévenir la fatigue pendant les entraînements de ruck. Un ravitaillement adéquat peut aider à maximiser l'endurance, à améliorer les performances et à prévenir les blessures et la fatigue.

Nutrition de récupération

1. Définition : La nutrition de récupération implique de consommer les bons types et quantités
de nourriture et de liquides après les entraînements de rucking pour reconstituer les réserves d'énergie, réparer tissus endommagés et favoriser la récupération et la croissance.
Une bonne nutrition de récupération peut aider à prévenir les blessures,
améliorer les performances et promouvoir la santé et le bien-être en général.

Stratégies d'hydratation

Les stratégies d'hydratation impliquent de consommer la bonne quantité et les bons types de liquides avant, pendant et après les entraînements de rucking pour prévenir la déshydratation, maintenir l'équilibre électrolytique et prévenir la fatigue.
Une bonne hydratation peut aider à améliorer l'endurance,
prévenir les blessures et les maladies et améliorer la santé et le bien-être en général.

En résumé, la nutrition est un aspect crucial du rucking qu'il ne faut pas négliger.
En intégrant des stratégies de ravitaillement, de récupération et d'hydratation dans leur entraînement

routine, les ruckers peuvent améliorer leur endurance, leurs performances, ainsi que leur santé et leur bien-être en général.

CHAPITRE 7

Prévention des blessures et rétablissement

Le rucking est une activité physiquement exigeante qui peut exercer une pression sur le corps et augmenter le risque de blessure. Dans ce chapitre, nous explorerons les blessures courantes
associées au ruck, ainsi que les stratégies de prévention et de guérison de ces blessures.

Blessures courantes par rucking

Les blessures courantes causées par le rucking comprennent les ampoules, les douleurs au genou, les douleurs au bas du dos et les douleurs à l'épaule. Comprendre les blessures courantes du rucking peut aider
Les ruckers préviennent et gèrent les blessures, améliorent les performances et favorisent la santé et le bien-être en général.

Stratégies de prévention des blessures

Les stratégies de prévention des blessures impliquent de prendre des mesures pour réduire le risque de blessure pendant les entraînements de rucking, comme un échauffement et une récupération appropriés, une bonne posture et des chaussures et un équipement appropriés.

Les stratégies de prévention des blessures peuvent aider les coureurs à éviter les blessures et à rester en bonne santé et actifs.

Protocoles de récupération

Les protocoles de récupération impliquent de prendre des mesures pour se remettre d'une blessure et prévenir d'autres dommages, comme le repos, la glace, la compression et l'élévation (RICE), la physiothérapie et le massage.

Des protocoles de récupération appropriés peuvent aider les ruckers à récupérer des blessures, améliorer les performances et promouvoir la santé et le bien-être en général.

En résumé, la prévention des blessures et la récupération sont des aspects importants du rucking qui

ne doivent pas être négligés. En comprenant les blessures courantes du rucking, en mettant en œuvre des stratégies de prévention des blessures et en suivant des protocoles de récupération appropriés, les ruckers peuvent rester en bonne santé et actifs, prévenir les blessures et améliorer leur santé.
performance globale et bien-être.

CHAPITRE 8

Rucking pour l'aventure

Le rucking peut être un excellent moyen d'explorer le plein air et de se lancer dans de nouvelles aventures. Dans ce chapitre, nous explorerons différents environnements et situations dans lesquels le rucking peut être un outil précieux pour l'aventure.

Rucking dans différents environnements

Le rucking dans différents environnements implique de s'adapter à différents terrains et conditions, tels que les collines, les montagnes, les plages et les zones urbaines.

Le rucking dans différents environnements peut mettre au défi et
améliorer les capacités physiques et mentales et offrir des opportunités uniques pour
exploration et aventure.

Rucking pour le camping et les randonnées

Le rucking pour les voyages de camping et de randonnée consiste à utiliser le rucking comme moyen de transporter du matériel et des fournitures pour des voyages prolongés à l'extérieur.

Le rucking pour le camping et les randonnées peut réduire le
le recours aux véhicules et améliorer l'expérience globale du voyage, en ajoutant un défi physique et une opportunité d'exploration.

Rucking pour voyager

Le rucking pour voyager consiste à utiliser le rucking comme moyen de transporter des bagages et des fournitures pendant le voyage, par exemple dans les aéroports ou dans les rues de la ville.

Se déplacer pour voyager peut offrir une expérience unique et active
un moyen de découvrir de nouveaux endroits et de réduire la dépendance aux véhicules et aux moyens de transport traditionnels.
En résumé, le rucking peut être un outil précieux pour l'aventure et l'exploration, dans différents

environnements et situations. En s'adaptant aux différents terrains et
conditions, en utilisant le rucking pour le camping et la randonnée, et en utilisant le rucking pour les voyages, les ruckers peuvent ajouter un défi physique et une expérience unique à leurs aventures,
tout en favorisant la santé et le bien-être en général.

CHAPITRE 9

Rucking vs Courir

Le rucking et la course à pied sont deux activités physiques populaires qui offrent de nombreux avantages pour la santé et la forme physique. Bien qu'ils partagent certaines similitudes, il existe également d'importants
différences entre les deux. Dans ce chapitre, nous explorerons ces différences et vous aiderons à déterminer quelle activité vous convient le mieux.

Définition et différences

Le rucking consiste à marcher avec un sac à dos ou un sac à dos chargé, tandis que la course implique un mouvement rapide des jambes dans un mouvement répétitif. Le rucking est une activité à faible impact et à rythme plus lent qui met l'accent sur l'endurance et la force, tandis que la course à pied est une activité à fort impact et à rythme plus élevé qui met l'accent sur la forme cardiovasculaire et la vitesse.

Avantages et inconvénients physiques

Le rucking peut aider à améliorer l'endurance, la force et posture et constitue une activité à faible impact qui peut être plus facile pour les articulations. Le rucking peut être plus exigeant physiquement et prendre plus de temps que la course à pied, et peut ne pas offrir les mêmes avantages cardiovasculaires.
La course à pied peut aider à améliorer la forme cardiovasculaire, à brûler
plus de calories et peut être plus facile à intégrer dans un emploi du temps chargé.
La course à pied peut avoir un impact important et exercer un stress sur le
articulations et peut ne pas convenir aux personnes souffrant de certaines conditions médicales.

Avantages et inconvénients mentaux

Le rucking peut procurer un sentiment d'accomplissement et
résilience mentale, ainsi que des opportunités de méditation et de réflexion.
 Le rucking peut être un défi mental et nécessiter un état d'esprit fort pour surmonter les obstacles. La course à pied peut procurer un sentiment d'accomplissement et améliorer

humeur et bien-être mental. La course à pied peut être éprouvante mentalement et nécessiter beaucoup d'énergie mentale pour maintenir la motivation et éviter l'épuisement professionnel.

Applications du monde réel

Le rucking est utilisé par le personnel militaire à des fins d'entraînement et de mission, ainsi que par des particuliers pour des activités de fitness et d'aventure. La course à pied est une activité récréative populaire et est utilisée dans l'entraînement sportif et en compétition.

Choisir la bonne activité pour vous

Lorsque vous choisissez entre le rucking et la course à pied, il est important de prendre en compte vos objectifs, vos capacités physiques et vos préférences. Si vous cherchez à améliorer votre force et votre endurance,
Le rucking peut être un meilleur choix, tandis que si vous cherchez à améliorer votre condition cardiovasculaire et à brûler des calories, la course à pied peut être un meilleur choix.

Combiner rucking et course à pied pour des résultats optimaux

Combiner le rucking et la course à pied peut fournir un entraînement équilibré intégrant à la fois l'endurance et la forme cardiovasculaire.
Commencez par des distances plus courtes et augmentez progressivement la
l'intensité et la durée des entraînements, et écoutez toujours votre corps pour éviter
blessure.

En résumé, le rucking et la course à pied sont deux activités précieuses qui offrent une gamme de bienfaits physiques et mentaux. En comprenant les différences entre les deux,
en tenant compte de vos objectifs et de vos capacités, et en combinant les activités le cas échéant, vous pouvez optimiser vos entraînements et atteindre vos objectifs de forme physique et de santé.

Section bonus basée sur les demandes populaires

Préparation physique au rucking

Le rucking, la pratique de la marche ou de la randonnée avec un sac à dos lesté, est un excellent moyen d'améliorer sa condition physique globale, de développer sa force et d'améliorer son endurance. Une bonne préparation physique est cruciale pour maximiser les bénéfices et prévenir les blessures. Ce guide complet approfondira l'importance de la forme physique, de l'entraînement en force, de l'entraînement d'endurance, ainsi que de la flexibilité et de la mobilité dans le rucking.

Importance de la condition physique

La condition physique est la pierre angulaire d'un rucking réussi. Cela garantit que votre corps peut gérer les exigences physiques liées au transport de poids supplémentaire sur différentes distances et terrains. Voici pourquoi la forme physique est essentielle pour le rucking :

1. Performance améliorée : Être en bonne forme physique améliore votre capacité à transporter une charge lourde sur de longues distances sans fatigue excessive. Cela vous permet de maintenir un rythme constant et d'atteindre efficacement vos objectifs de rucking.

2. Prévention des blessures : un programme de remise en forme complet renforce les muscles, les ligaments et les tendons, réduisant ainsi le risque de blessures courantes telles que les attelles tibiales, les douleurs au genou et les tensions dans le bas du dos. Une meilleure forme cardiovasculaire améliore également les temps de récupération et réduit le risque de surmenage.

3. Résilience mentale : La forme physique ne concerne pas seulement le corps ; cela affecte également l'esprit. L'exercice régulier renforce la force mentale, vous aidant à rester concentré et motivé lors de marches ruck difficiles. Il cultive un état d'esprit de discipline et de persévérance.

4. Avantages pour la santé : Le rucking, en tant que forme d'exercice physique, offre de nombreux avantages pour la santé, notamment une meilleure santé cardiovasculaire, une gestion du poids, une force musculaire accrue et une densité osseuse accrue. Cela peut également aider à gérer le stress et à améliorer la qualité du sommeil.

Entraînement en force pour le rucking

L'entraînement en force est essentiel pour le ruck car il développe les groupes musculaires les plus sollicités lors des marches en ruck. Un programme de musculation équilibré doit se concentrer sur le tronc, le bas et le haut du corps.

1. Force centrale : Un noyau solide stabilise votre corps et supporte le poids du sac à dos, réduisant ainsi la tension sur le bas du dos. Les exercices clés comprennent :
   - Planches : maintenez une position de planche en vous assurant que votre corps forme une ligne droite de la tête aux talons. Commencez par 30 secondes et augmentez progressivement la durée.
   - Twists russes : asseyez-vous sur le sol, les genoux pliés, penchez-vous légèrement en arrière et tournez votre torse d'un côté à l'autre tout en tenant un poids.
   - Levées de jambes : Allongez-vous sur le dos, soulevez vos jambes à un angle de 90 degrés et abaissez-les lentement sans toucher le sol.

2. Force du bas du corps : Ce sont vos jambes qui font la majeure partie du travail pendant le rucking. Renforcez-les avec des exercices comme :

- Squats : Tenez-vous debout, les pieds écartés à la largeur des épaules, abaissez votre corps comme si vous étiez assis sur une chaise et revenez debout. Utilisez des poids pour augmenter l'intensité.
- Fentes : Avancez avec une jambe et abaissez vos hanches jusqu'à ce que les deux genoux soient pliés à un angle ce 90 degrés. Alternez les jambes.
- Step-Ups : montez sur un banc ou une plate-forme solide avec un pied, puis amenez l'autre pied vers le haut pour le rencontrer. Descendez et répétez.

3. Force du haut du corps : Des muscles forts des épaules et du dos sont essentiels pour porter confortablement un sac à dos. Intégrer:
- Pompes : commencez en position de planche, abaissez votre corps jusqu'à ce que votre poitrine touche presque le sol, puis remontez.
- Pull-Ups : utilisez une prise en pronation sur une barre de traction, soulevez votre corps jusqu'à ce que votre menton soit au-dessus de la barre, puis redescendez.
- Rows : À l'aide d'un haltère ou d'une bande de résistance, pliez la taille et tirez le poids vers votre hanche en serrant votre omoplate.

Exemple de programme d'entraînement en force :
- Lundi : Core (Planches, Russian Twists, Leg Rises)
- Mercredi : Bas du corps (Squats, Fentes, Step-Ups)
- Vendred : Haut du corps (Push-Ups, Pull-Ups, Rows)
- Dimanche : Circuit Full Body combinant des exercices de tous les groupes musculaires

Entraînement d'endurance pour le Rucking

L'entraînement d'endurance est essentiel pour le rucking car il améliore votre capacité à maintenir une activité physique prolongée. Le conditionnement aérobie et l'entraînement par intervalles jouent un rôle crucial.

1. Conditionnement aérobie : de longues séances de cardio à l'état stable développent votre base aérobie, cruciale pour le rucking sur de longues distances. Les exercices efficaces comprennent :
   - Course à pied/jogging : commencez avec une distance et un rythme gérables, en augmentant progressivement à mesure que votre condition physique s'améliore.
   - Cyclisme : offre un moyen à faible impact de développer l'endurance cardiovasculaire. Visez des promenades plus longues à un rythme modéré.
   - Natation : Un entraînement complet du corps qui améliore la forme cardiovasculaire et l'endurance musculaire.

2. Entraînement par intervalles : L'entraînement par intervalles à haute intensité (HIIT) améliore la capacité cardiovasculaire et imite le rythme varié du rucking. Essayer:
   - Intervalles de sprint : Alternez entre 30 secondes de sprint et 1 à 2 minutes de marche ou de jogging. Répétez pendant 20 à 30 minutes.

- Répétitions de collines : trouvez une colline, montez-la à une intensité élevée et marchez ou faites du jogging pour récupérer. Répétez l'opération pour un nombre défini de répétitions.

3. Incorporer les collines et le terrain : L'entraînement sur des terrains variés vous prépare aux défis du rucking du monde réel. Intégrer:
   - Randonnées en montagne : trouvez des sentiers locaux avec des changements d'altitude et parcourez-les avec un sac lesté.
   - Trail Running : Améliore l'agilité et renforce la force des jambes tout en améliorant la forme cardiovasculaire.

Exemple de programme d'entraînement d'endurance :
- Mardi : Conditionnement aérobie (course à pied, vélo ou natation pendant 45 à 60 minutes)
- Jeudi : Entraînement fractionné (Intervalles de sprint ou répétitions en côte pendant 20-30 minutes)
- Samedi : Longue Randonnée ou Trail Run avec un sac lesté

Flexibilité et mobilité
La flexibilité et la mobilité sont souvent négligées mais constituent des éléments essentiels de la préparation physique au ruck. Ils améliorent l'efficacité des

mouvements, préviennent les blessures et facilitent la récupération.

1. Importance des étirements : des étirements réguliers améliorent la flexibilité, réduisent la tension musculaire et améliorent les performances globales. Intégrer:
    - Étirements dynamiques : effectuez des étirements dynamiques avant l'entraînement pour préparer vos muscles à l'activité. Les exemples incluent les balancements des jambes, les cercles de bras et les fentes en marchant.
    - Étirements statiques : effectuez des étirements statiques après l'entraînement pour améliorer la flexibilité. Maintenez chaque étirement pendant 20 à 30 secondes. Concentrez-vous sur les principaux groupes musculaires tels que les ischio-jambiers, les quadriceps, les mollets et le bas du dos.

2. Étirements clés pour les Ruckers :
    - Étirement des ischio-jambiers : asseyez-vous avec une jambe étendue, tendez la main vers vos orteils et tenez-la.
    - Étirement des quadriceps : Tenez-vous debout sur une jambe, tirez l'autre pied vers vos fesses et maintenez.
    - Étirement des mollets : placez vos mains contre un mur, reculez d'un pied et appuyez le talon dans le sol.
    - Étirement des muscles fléchisseurs de la hanche : agenouillez-vous sur un genou, poussez vos hanches vers l'avant et maintenez.

3. Exercices de mobilité : L'intégration d'exercices de mobilité dans votre routine améliore la flexibilité des articulations et l'amplitude des mouvements. Les exercices efficaces comprennent :

- Cercles de hanches : tenez-vous debout sur une jambe, soulevez l'autre genou et faites des cercles avec votre hanche.

- Rotations de la cheville : Asseyez-vous ou debout, soulevez un pied et faites pivoter votre cheville dans les deux sens.

- Rotations thoraciques : Asseyez-vous avec les jambes croisées, placez une main derrière votre tête et faites pivoter votre torse vers le genou opposé.

Exemple de routine de flexibilité et de mobilité :
- Quotidiennement : passez 10 à 15 minutes à vous étirer et à effectuer des exercices de mobilité, en vous concentrant sur les zones de tiraillement ou d'inconfort.

En conclusion, la préparation physique au ruck nécessite une approche équilibrée qui comprend l'amélioration de la condition physique, la pratique d'un entraînement de force et d'endurance et le maintien de la flexibilité et de la mobilité. En suivant ces directives, vous construirez une base solide pour réussir votre ruck, améliorant ainsi vos performances et réduisant le risque de blessures. Restez cohérent, écoutez votre corps.

Le manuel du rucking

Préparation mentale au rucking

Le rucking est une activité physiquement exigeante qui consiste à marcher ou à faire de la randonnée avec un sac à dos lesté, également appelé sac à dos. Si l'entraînement physique est essentiel, la préparation mentale est tout aussi cruciale pour réussir en ruck. Ce guide explore l'importance de la préparation mentale, de l'établissement d'objectifs, du développement de la force mentale, des techniques de visualisation et du maintien d'un état d'esprit motivé.

Établissement d'objectifs pour le rucking

Fixer des objectifs clairs et réalisables est la base d'une préparation mentale efficace au rucking. Les objectifs fournissent une orientation, améliorent la motivation et vous donnent un sentiment d'accomplissement à mesure que vous progressez. Voici les étapes clés pour établir des objectifs efficaces :

Identifiez votre objectif :

 - Comprenez votre pourquoi : Savoir pourquoi vous voulez faire du ruck peut vous aider à vous fixer des objectifs significatifs. Que ce soit pour le fitness, l'aventure, la préparation militaire ou un défi personnel, avoir un objectif clair vous permettra de rester concentré.

 - Fixez-vous des objectifs spécifiques : définissez ce que vous souhaitez atteindre. Au lieu d'un objectif vague comme « améliorer ma condition physique », visez quelque chose de spécifique comme « terminer une course de 10 milles avec un sac de 30 livres en trois mois ».

Décomposez vos objectifs :
  - Objectifs à court terme : définissez des jalons pour suivre vos progrès. Les objectifs à court terme peuvent inclure une augmentation progressive de votre poids ou une extension de votre distance d'un mile chaque semaine.
  - Objectifs à long terme : ayez un objectif plus large vers lequel vous travaillez, comme participer à un événement de ruck ou atteindre un record personnel en termes de distance ou de poids transporté.

  Rendez vos objectifs mesurables :
  - Suivre les progrès : utilisez un journal ou une application de fitness pour enregistrer vos activités de rucking. Enregistrez la distance, le poids, le temps et ce que vous avez ressenti pendant chaque séance.
  - **Ajustez selon les besoins** : soyez flexible avec vos objectifs. Si vous rencontrez des obstacles, réévaluez et modifiez votre plan sans perdre de vue votre objectif ultime.

  Restez responsable :
  - Partagez vos objectifs : parlez-en à vos amis ou rejoignez un groupe de rucking. Partager vos objectifs avec les autres peut vous apporter soutien et motivation.

- Enregistrements réguliers : examinez périodiquement vos progrès et ajustez vos objectifs si nécessaire pour rester sur la bonne voie.

Développer la force mentale

La force mentale est la capacité de persévérer dans des situations difficiles et de rester concentré malgré les défis. Il s'agit d'une compétence essentielle pour le ruck, où la fatigue physique et mentale peut s'installer sur de longues distances et sur des terrains difficiles.

Embrassez l'inconfort :
- Exposition progressive : commencez par des défis gérables et augmentez progressivement la difficulté. Cela pourrait impliquer de commencer avec des poids plus légers et des distances plus courtes avant de les augmenter progressivement.
- Repoussez vos limites : mettez-vous occasionnellement au défi avec des rucks plus exigeants pour renforcer votre résilience. Cela peut impliquer des distances plus longues, un terrain plus difficile ou des charges plus lourdes.

Développer un état d'esprit positif :
- Conversation intérieure : remplacez les pensées négatives par des affirmations positives. Par exemple, au lieu de penser : « Je ne peux pas faire ça », dites-vous : « Je suis fort et je peux gérer ça ».
- Concentrez-vous sur le progrès : célébrez les petites victoires en cours de route. Reconnaître les

améliorations, aussi mineures soient-elles, peut renforcer votre confiance et vous motiver.

Restez présent :
 - Pleine conscience : pratiquez la pleine conscience pour rester concentré sur le moment présent. Cela peut vous aider à gérer la douleur et la fatigue en évitant à votre esprit de s'attarder sur le chemin qu'il vous reste à parcourir.
 - Chunking : divisez votre ruck en sections plus petites et plus faciles à gérer. Concentrez-vous sur l'atteinte de la prochaine étape plutôt que sur toute la distance.

Construisez un système de support :
 - Partenaires d'entraînement : Ruck avec les autres lorsque cela est possible. S'entraîner en groupe peut apporter de la motivation, du soutien et de la camaraderie.
 - Mentorat : recherchez des conseils et des encouragements auprès de ruckers plus expérimentés. Apprendre de leurs expériences peut fournir des informations et une inspiration précieuses.

Techniques de visualisation

La visualisation est un outil mental puissant qui consiste à créer des images vivantes de votre réussite. Cela peut améliorer les performances, renforcer la confiance et réduire l'anxiété.

Créez des images mentales détaillées :
- Visualisez le succès : passez du temps à vous imaginer en train de réussir une mêlée. Imaginez le terrain, ressentez le poids du sac à dos et imaginez-vous en train de surmonter les défis.
- Utilisez tous les sens : engagez tous vos sens dans le processus de visualisation. Imaginez les sons, les odeurs et les sensations physiques associés au rucking. Cela rend la visualisation plus réaliste et efficace.

Pratiquez régulièrement :
- Routine quotidienne : intégrez la visualisation à votre routine quotidienne. Passez quelques minutes chaque jour à visualiser vos objectifs et les étapes que vous suivrez pour les atteindre.
- Visualisation Pre-Ruck : Avant chaque séance de ruck, prenez quelques instants pour visualiser une sortie réussie. Cela peut vous aider à donner un ton positif et à vous préparer mentalement à la tâche qui vous attend.

Visualisez comment surmonter les obstacles :
- Anticipez les défis : imaginez les difficultés potentielles auxquelles vous pourriez être confronté, telles que la fatigue, les conditions météorologiques difficiles ou un terrain accidenté. Visualisez-vous en train de surmonter ces obstacles avec détermination et résilience.
- Planifier les réponses : développer des stratégies mentales pour faire face aux défis. Par exemple, si vous vous sentez épuisé, imaginez-vous utiliser un discours

intérieur positif et diviser la distance en segments plus petits pour rester motivé.

Renforcer les résultats positifs :
  - Concentrez-vous sur les points positifs : Après chaque ruck, visualisez les aspects positifs de votre expérience. Cela renforce les résultats positifs et renforce la confiance pour les futures séances de rucking.
  - Apprendre des expériences : réfléchissez à ce qui s'est bien passé et à ce qui pourrait être amélioré. Utilisez ces informations pour affiner votre pratique de visualisation et vos stratégies de formation.

État d'esprit et motivation

Maintenir un état d'esprit positif et rester motivé est essentiel pour réussir à long terme dans le rucking. Voici des stratégies pour garder votre esprit concentré et votre motivation élevée.

Adoptez un état d'esprit de croissance :
  - Relever les défis : voyez les défis comme des opportunités de croissance plutôt que comme des obstacles. Un état d'esprit de croissance vous encourage à apprendre des échecs et à persister face aux difficultés.
  - Célébrez l'effort : concentrez-vous sur l'effort que vous déployez plutôt que uniquement sur les résultats.

Reconnaissez que le travail acharné et la persévérance sont la clé de l'amélioration et du succès.

Trouvez votre motivation intrinsèque :
- Signification personnelle : associez vos objectifs de rucking à vos valeurs et intérêts personnels. Qu'il s'agisse du sens de l'aventure, du désir de s'améliorer ou de la joie d'être dehors, comprendre ce qui vous motive vous gardera motivé.
- Profitez du processus : trouvez du plaisir dans le processus de formation lui-même, pas seulement dans le résultat final. Appréciez le voyage et les petits moments de progrès en cours de route.

Utilisez la motivation extrinsèque :
- Récompenses et incitations : mettez en place un système de récompense pour avoir atteint des jalons. Cela peut être aussi simple que de s'offrir une collation préférée après une dure épreuve ou de planifier une sortie spéciale après avoir atteint un objectif majeur.
- Soutien communautaire : engagez-vous avec la communauté du rucking via les médias sociaux, les forums ou les groupes locaux. Partager votre voyage avec d'autres peut vous encourager et vous responsabiliser.

Restez flexible et adaptable :
- Adaptez-vous au changement : soyez prêt à ajuster vos plans si nécessaire. La flexibilité vous permet de rester sur la bonne voie même face à des défis inattendus ou à des changements de circonstances.

- Concentrez-vous sur les facteurs contrôlables : concentrez-vous sur les aspects de votre formation et de votre état d'esprit que vous pouvez contrôler. Abandonnez les inquiétudes concernant des choses indépendantes de votre volonté, telles que les conditions météorologiques ou les événements imprévus.

Gardez la perspective :
- Vision à long terme : conservez une perspective à long terme sur votre parcours de rucking. Comprenez que le progrès prend du temps et que les revers font naturellement partie du processus.
- Équilibre et repos : assurez-vous d'équilibrer l'entraînement avec un repos et une récupération adéquats. Le surentraînement peut entraîner un épuisement professionnel et des blessures, alors écoutez votre corps et donnez la priorité à la récupération.

Conclusion
La préparation mentale est un élément essentiel d'un rucking réussi. En fixant des objectifs clairs, en développant votre force mentale, en utilisant des techniques de visualisation et en maintenant un état d'esprit positif, vous pouvez améliorer votre expérience de rucking et atteindre vos objectifs. N'oubliez pas que la force mentale se construit grâce à une pratique constante et à la persévérance.

Équipement et équipement pour le rucking

Le rucking, qui consiste à marcher ou à faire de la randonnée avec un sac à dos lesté, nécessite le bon équipement pour garantir la sécurité, le confort et l'efficacité. Un équipement approprié peut faire une différence significative dans vos performances et votre plaisir. Ce chapitre fournira des informations détaillées sur le choix du bon sac à dos, la sélection des chaussures, des vêtements et des stratégies de superposition appropriées, ainsi que les accessoires et outils essentiels.

Choisir le bon sac à dos

Le sac à dos est la pièce maîtresse de votre équipement de rucking. Pour choisir le bon, il faut tenir compte de plusieurs facteurs, notamment la taille, l'ajustement, la durabilité et les caractéristiques.

Taille et capacité

1. Volume : Les sacs à dos sont généralement mesurés en litres. Pour les débutants ou les petits rucks, un sac à dos de 20 à 30 litres devrait suffire. Pour des randonnées plus longues ou lorsque vous transportez plus de matériel, envisagez un sac de 40 à 50 litres.
2. Capacité de poids : assurez-vous que le sac à dos peut supporter le poids que vous avez l'intention de transporter. La plupart des sacs à dos de haute qualité précisent leur capacité de poids maximale.

Ajustement et confort

1. Sangles réglables : Recherchez des sacs à dos avec des sangles réglables aux épaules, au sternum et à la taille. Ceux-ci aident à répartir le poids uniformément et à éviter les tensions sur votre dos et vos épaules.
2. Rembourrage : Des bretelles rembourrées et un panneau arrière rembourré améliorent le confort, en particulier lors de longs rucks.
3. Options de taille : De nombreux sacs à dos sont disponibles en différentes tailles pour s'adapter à différentes longueurs de torse. Assurez-vous que le sac à dos correspond aux dimensions de votre corps.

Durabilité et matériau

1. Matériau : Les sacs à dos fabriqués à partir de matériaux durables comme le Cordura ou le nylon ripstop sont plus résistants à l'usure.
2. Renfort : recherchez des coutures renforcées, en particulier dans les zones à forte contrainte, pour garantir que le sac à dos puisse supporter de lourdes charges.
3. Résistance à l'eau : Un sac à dos résistant à l'eau ou imperméable aide à protéger votre équipement de la pluie et des conditions humides.

Caractéristiques

1. Compartiments et poches : plusieurs compartiments et poches facilitent l'organisation de votre équipement. Les poches externes sont utiles pour accéder rapidement aux essentiels.

2. Compatibilité avec l'hydratation : un sac à dos doté d'un compartiment pour vessie d'hydratation et d'un port de tuyau peut être très pratique pour rester hydraté lors de vos déplacements.
3. Système MOLLE : la sangle MOLLE (Modular Lightweight Load-carrying Equipment) vous permet d'attacher des pochettes et des accessoires supplémentaires à votre sac à dos.

Choisir des chaussures appropriées

Ce sont vos pieds qui supportent le plus gros du travail pendant le déplacement, ce qui rend essentiel le port de chaussures appropriées. Les bonnes chaussures ou bottes peuvent prévenir les blessures et améliorer vos performances.

Types de chaussures
1. Bottes de randonnée : offrent un excellent soutien de la cheville, une durabilité et une protection excellentes. Ils sont idéaux pour les terrains accidentés et les charges lourdes.
2. Chaussures de trail : Plus légères et plus souples que les chaussures de randonnée, elles conviennent aux rucks plus courts sur des sentiers bien entretenus.
3. Chaussures de course : peuvent être utilisées pour rouler sur des surfaces planes et régulières, mais

peuvent manquer du soutien nécessaire pour des charges plus lourdes et des terrains irréguliers.

Principales caractéristiques à prendre en compte

1. Ajustement : Un bon ajustement est primordial. Assurez-vous qu'il y a suffisamment d'espace dans la zone des orteils pour éviter les ampoules, mais pas au point que vos pieds glissent. Le talon doit être bien ajusté pour éviter les frottements.
2. Soutien et stabilité : Recherchez des chaussures offrant un bon soutien de la voûte plantaire et une semelle stable pour éviter de rouler les chevilles.
3. Amorti : Un amorti adéquat absorbe les impacts et réduit le stress sur vos articulations.
4. Traction : La semelle doit offrir une bonne adhérence sur diverses surfaces, surtout si vous prévoyez de rouler sur des sentiers ou des terrains accidentés.
5. Imperméabilité : Les chaussures imperméables gardent vos pieds au sec dans des conditions humides, même si elles peuvent être moins respirantes que les options non imperméables.

Casser vos chaussures
Avant de vous lancer dans de longues randonnées, assurez-vous de roder vos nouvelles chaussures. Portez-les pour des promenades plus courtes et augmentez progressivement la durée pour éviter les ampoules et l'inconfort.

Vêtements et superpositions pour le rucking

Des vêtements appropriés sont essentiels pour réguler la température de votre corps et éviter les frottements. Les bons vêtements peuvent rendre votre expérience de rucking beaucoup plus confortable.

Couches de base

1. Matériel : Choisissez des matériaux qui évacuent l'humidité comme la laine mérinos ou les tissus synthétiques. Ces matériaux évacuent la transpiration de votre peau, vous gardant au sec.
2. Ajustement : Les couches de base doivent être bien ajustées contre votre peau, mais pas trop serrées pour restreindre les mouvements.

Couches intermédiaires

1. Isolation : Les couches intermédiaires assurent l'isolation et aident à retenir la chaleur corporelle. Les vestes polaires ou les doudounes légères sont de bonnes options.
2. Respirabilité : assurez-vous que la couche intermédiaire est respirante pour éviter la surchauffe.

Les couches externes

1. Protection contre les intempéries : Votre couche extérieure doit protéger du vent et de la pluie. Les

64

vestes imperméables ou résistantes à l'eau avec de bonnes options de ventilation sont idéales.
2. Emballabilité : recherchez des couches extérieures qui peuvent être facilement rangées lorsqu'elles ne sont pas nécessaires.

Pantalons et shorts

1. Durabilité : Les pantalons ou shorts fabriqués à partir de matériaux durables peuvent résister aux rigueurs du rucking.
2. Flexibilité : assurez-vous qu'ils permettent une gamme complète de mouvements. Les tissus extensibles ou les genoux articulés peuvent améliorer le confort.
3. Poches : Des poches supplémentaires peuvent être utiles pour transporter de petits objets comme des cartes, des collations ou un téléphone.

Chaussettes

1. Matériel : Investissez dans des chaussettes de haute qualité qui évacuent l'humidité, fabriquées à partir de laine mérinos ou de mélanges synthétiques. Évitez le coton car il retient l'humidité et peut provoquer des ampoules.
2. Ajustement : assure un ajustement parfait sans être trop serré. Pensez à des chaussettes avec des talons et des orteils renforcés pour plus de durabilité.

Accessoires

1. Chapeaux et gants : Selon la météo, un chapeau peut vous protéger du soleil ou retenir la chaleur dans des conditions plus froides. Des gants légers et respirants peuvent éviter les ampoules provenant des sangles du sac à dos.
2. Guêtres : Les guêtres peuvent empêcher les débris de pénétrer dans vos chaussures, particulièrement utiles dans des conditions boueuses ou enneigées.

Accessoires et outils essentiels

En plus de votre équipement principal, plusieurs accessoires et outils peuvent améliorer votre expérience de rucking.

Systèmes d'hydratation

1. Poches d'hydratation : elles s'insèrent dans votre sac à dos et permettent de boire les mains libres grâce à un tuyau. Ils sont idéaux pour rester hydraté en déplacement.
2. Bouteilles d'eau : Les bouteilles d'eau durables et légères sont une autre option. Pensez aux bouteilles pliables pour un emballage plus facile.

Outils de navigation

1. Appareils GPS : Un appareil GPS portable peut s'avérer inestimable pour la navigation, en particulier dans les zones reculées.
2. Cartes et boussole : ayez toujours sur vous une carte physique et une boussole en guise de sauvegarde. Assurez-vous de savoir comment les utiliser.

Trousse de premiers secours

Une trousse de premiers soins compacte doit comprendre des bandages, des lingettes antiseptiques, un traitement contre les ampoules, des analgésiques et tout médicament personnel. Être préparé peut éviter que des blessures mineures ne deviennent des problèmes majeurs.

Multi-outil ou couteau

Un multi-outil ou un couteau peut être utile pour diverses tâches, de la coupe de corde à l'ouverture de colis. Choisissez un modèle compact et léger qui se glisse facilement dans votre sac à dos.

Équipement d'urgence

1. Sifflet : Un sifflet peut vous aider à demander de l'aide si nécessaire.
2. Couverture d'urgence : ces couvertures légères et réfléchissantes peuvent retenir la chaleur corporelle en cas d'urgence.

3. Lampe frontale : Une lampe frontale est essentielle pour la visibilité dans des conditions de faible luminosité Choisissez-en un avec une luminosité réglable et une longue durée de vie de la batterie.

Bâtons de randonnée

Les bâtons de randonnée peuvent offrir une stabilité supplémentaire et réduire l'impact sur vos articulations lors de longues randonnées, en particulier sur des terrains accidentés.

Crème solaire et insectifuge

Protégez votre peau des coups de soleil et des piqûres d'insectes en portant un écran solaire et un insectifuge. Recherchez des produits offrant une protection à large spectre et des effets durables.

Vêtements de rechange

Emportez un ensemble de vêtements de rechange, y compris des chaussettes, dans un sac étanche. Cela peut vous sauver la vie si vous êtes mouillé ou si vous avez beso n de vous changer en quelque chose de sec et confortable.

Collations et nutrition

Emportez des collations riches en énergie comme des mélanges montagnards, des barres énergétiques ou des fruits secs pour maintenir votre niveau d'énergie. Si vous partez pour un voyage plus long, pensez à emporter des produits alimentaires plus substantiels.

Conclusion

Un équipement et un équipement appropriés sont essentiels pour une expérience de rucking réussie et agréable. En sélectionnant soigneusement le sac à dos, les chaussures, les vêtements et les accessoires appropriés, vous pouvez vous assurer que vous êtes bien préparé à relever n'importe quel défi. N'oubliez pas que le confort, la durabilité et la fonctionnalité sont des facteurs clés à prendre en compte lors du choix de votre équipement. Avec une bonne préparation, vous pouvez vous concentrer sur le plaisir du voyage et récolter les nombreux avantages physiques et mentaux qu'offre le rucking.

Techniques de rucking

Maîtriser l'essentiel

Le rucking, c'est bien plus que simplement marcher avec un sac à dos lesté ; c'est une pratique disciplinée qui, lorsqu'elle est pratiquée correctement, peut grandement améliorer votre forme physique et votre endurance. La maîtrise des techniques de rucking est cruciale pour maximiser l'efficacité, réduire le risque de blessure et améliorer les performances globales. Ce guide aborde les aspects clés des techniques de rucking, en se concentrant sur la forme et la posture appropriées, les techniques de respiration, la cadence et la longueur de foulée, ainsi que le rucking en montée et en descente.

Forme et posture appropriées

Le maintien d'une forme et d'une posture appropriées est essentiel lors du rucking pour éviter les blessures et garantir l'efficacité. Voici les points clés à considérer :

1. Position de la tête : Gardez la tête haute et les yeux vers l'avant. Évitez de regarder vos pieds, car cela peut entraîner des tensions au cou et un mauvais alignement de votre colonne vertébrale.

2. Épaules : Vos épaules doivent être détendues et légèrement en arrière. Les tensions au niveau des épaules peuvent provoquer fatigue et inconfort sur de longues distances.

3. Dos : Maintenez une colonne vertébrale neutre. Évitez d'arrondir le dos ou de vous pencher excessivement en avant ou en arrière. Une légère inclinaison des hanches vers l'avant, et non de la taille, peut aider à équilibrer le poids du sac à dos.

4. Engagement central : engagez vos muscles centraux pour assurer la stabilité et le soutien du bas du dos. Un noyau solide aide à maintenir une bonne posture et réduit le risque de blessure.

5. Bras et mains : gardez vos bras pliés à un angle d'environ 90 degrés et balancez-les naturellement avec votre foulée. Évitez de tendre vos mains ; un poing lâche et naturel ou des mains ouvertes sont idéaux.

6. Jambes et pieds : Vos pas doivent être fluides et contrôlés. Évitez de piétiner, car cela peut entraîner un stress articulaire et une fatigue musculaire. Assurez-vous que vos pieds atterrissent à plat pour répartir uniformément l'impact.

En pratiquant systématiquement ces éléments de forme et de posture appropriées, vous pouvez améliorer votre efficacité et réduire le risque de blessures courantes telles que les maux de dos et les attelles de tibia.

Techniques de respiration

Des techniques de respiration efficaces sont cruciales pendant le rucking pour maintenir le flux d'oxygène vers vos muscles et maintenir votre niveau d'énergie.

1. Respiration rythmique : Coordonnez votre respiration avec vos pas. Une méthode courante est le modèle 2:2, où vous inspirez pendant deux pas et expirez pendant deux pas. Cela aide à maintenir un rythme respiratoire régulier et garantit un apport adéquat en oxygène.

2. Respiration profonde : concentrez-vous sur la respiration diaphragmatique profonde plutôt que sur la respiration thoracique superficielle. La respiration profonde permet un meilleur échange d'oxygène et aide à maintenir une fréquence cardiaque calme et régulière. Entraînez-vous à remplir complètement vos poumons à chaque inspiration et à expulser complètement l'air à chaque expiration.

3. Respiration nasale ou buccale : Bien que certains préfèrent la respiration nasale pour ses effets calmants et la filtration de l'air, elle peut ne pas fournir suffisamment d'oxygène lors d'efforts intenses. Une combinaison de respiration nasale et buccale peut être efficace, surtout lorsque le rythme ou la charge augmente.

4. Expiration contrôlée : Insistez sur une expiration contrôlée et prolongée. Cette technique peut aider à éliminer davantage de dioxyde de carbone de vos poumons, laissant ainsi la place à un plus grand volume d'air frais lors de la prochaine inspiration.

5. Pleine conscience et relaxation : Restez attentif à votre respiration, surtout lorsque vous vous sentez fatigué ou stressé. Ralentissez et approfondissez délibérément vos respirations pour calmer votre système nerveux et gérer les niveaux d'effort.

La maîtrise de ces techniques de respiration vous aidera à maintenir votre endurance, à réduire la fatigue et à améliorer vos performances globales lors de vos séances de rucking.

Cadence et longueur de foulée

L'optimisation de votre cadence (pas par minute) et de la longueur de vos foulées peut améliorer considérablement votre efficacité en rucking et réduire le risque de blessure.

1. Cadence : Visez une cadence de 90 à 120 pas par minute (spm). Une cadence plus élevée signifie des pas plus courts et plus rapides, ce qui peut réduire l'impact sur vos articulations et vos muscles. Expérimentez pour trouver une cadence à la fois confortable et efficace.

2. Longueur de foulée : Maintenez une longueur de foulée modérée. Une foulée excessive peut entraîner une augmentation des forces d'impact sur vos genoux et vos hanches, tandis qu'une foulée insuffisante peut réduire votre efficacité. Votre foulée doit être naturelle et douce, vos pieds atterrissant sous votre centre de gravité.

3. Cohérence : Efforcez-vous d'avoir une cadence et une longueur de foulée constantes, en particulier sur les longues distances. L'utilisation d'une application de métronome ou de musique avec un rythme par minute (BPM) spécifique peut aider à maintenir un rythme régulier.

4. Adaptabilité : Ajustez votre cadence et votre longueur de foulée en fonction du terrain et du poids de votre sac à dos. Par exemple, des foulées plus courtes et une cadence plus élevée peuvent être plus efficaces dans les sections en montée, tandis que des foulées légèrement plus longues peuvent être bénéfiques sur un terrain plat.

5. Forme et efficacité : concentrez-vous sur le maintien d'une forme et d'une efficacité appropriées. Vos mouvements doivent être fluides et contrôlés, en évitant tout rebond inutile ou mouvement vertical excessif.

En optimisant votre cadence et votre longueur de foulée, vous pouvez améliorer vos performances en rucking, réduire la fatigue et minimiser le risque de blessure.

Rucking en montée et en descente

Le rucking sur des terrains variés présente des défis uniques et nécessite des techniques spécifiques pour maintenir l'efficacité et prévenir les blessures.

Rucking en montée:

1. Penchez-vous vers l'avant : penchez-vous légèrement vers l'avant à partir de vos hanches (et non de votre taille) pour contrebalancer l'inclinaison. Cela aide à maintenir la stabilité et réduit la tension sur le bas du dos.

2. Foulées courtes : faites des pas plus courts et plus rapides pour maintenir votre élan et réduire la charge de travail de vos muscles. Des foulées courtes aident à répartir l'effort plus uniformément sur les muscles de vos jambes.

3. Pousser : Concentrez-vous sur la poussée avec vos orteils et sur l'avancement de vos genoux. Cela engage vos fessiers et vos mollets, offrant plus de puissance et d'efficacité.

4. Engagement du tronc : Gardez votre tronc engagé pour stabiliser votre colonne vertébrale et éviter une inclinaison excessive. Un noyau solide soutient votre posture et réduit le risque de tension dans le bas du dos.

5. Respiration contrôlée : Maintenez une respiration profonde et rythmée pour assurer un apport adéquat en oxygène. Le rucking en montée est plus exigeant, donc une bonne respiration aide à maintenir votre niveau d'énergie.

Rucking en descente:

1. Descente contrôlée : Descendez avec contrôle pour éviter un impact excessif sur vos articulations. Pliez légèrement les genoux et concentrez-vous sur une descente douce et progressive.

2. Pas courts et rapides : faites des pas courts et rapides pour maintenir l'équilibre et réduire l'impact sur vos genoux et vos chevilles. Évitez de trop marcher, ce qui peut augmenter le risque de glisser ou de tomber.

3. Placement des pieds : atterrissez sur la pointe de vos pieds plutôt que sur vos talons. Cela aide à absorber les chocs et offre un meilleur contrôle lors de la descente.

4. Posture verticale : Maintenez une posture droite avec une légère inclinaison vers l'avant. Évitez de vous

pencher trop en arrière, car cela peut augmenter la tension sur le bas du dos et les genoux.

5. Utilisez vos bras : Balancez vos bras naturellement pour favoriser l'équilibre et l'élan. Gardez-les pliés à un angle de 90 degrés et près de votre corps.

Conseils généraux pour les terrains variés :

1. Adaptabilité : Soyez prêt à ajuster votre technique en fonction du terrain. Les sections en montée et en descente nécessitent des stratégies différentes pour maintenir l'efficacité et prévenir les blessures.

2. Chaussures : Portez des chaussures robustes, offrant un bon maintien et offrant une bonne traction pour naviguer sur des terrains variés en toute sécurité. Des chaussures appropriées réduisent le risque de glisser et assurent la stabilité.

3. Répartition du poids : assurez-vous que votre sac à dos est correctement emballé, avec les objets les plus lourds près de votre dos et répartis uniformément. Cela aide à maintenir l'équilibre et réduit la tension sur votre dos et vos épaules.

4. Rythme : Ajustez votre rythme en fonction de la difficulté du terrain. Ralentissez dans les pentes ou les descentes abruptes pour garder le contrôle et éviter la fatigue.

5. Hydratation et nutrition : Restez hydraté et nourrissez votre corps de manière adéquate, en particulier sur les terrains difficiles. La déshydratation et un faible niveau d'énergie peuvent augmenter le risque d'erreurs et de blessures.

En maîtrisant ces techniques de rucking en montée et en descente, vous pouvez naviguer sur des terrains variés en toute sécurité et efficacement, améliorant ainsi votre expérience globale de rucking.

Conclusion

Le rucking est une activité physiquement exigeante qui nécessite une attention aux détails et une technique appropriée. En vous concentrant sur une forme et une posture appropriées, des techniques de respiration efficaces, une cadence et une longueur de foulée optimisées et en maîtrisant le rucking en montée et en descente, vous pouvez améliorer considérablement vos performances et réduire le risque de blessure. Une pratique constante et une application consciente de ces techniques vous aideront à devenir un rouleur plus efficace et plus résilient.

Programmes de formation pour le rucking

Le rucking, un mélange d'endurance, de force et de force mentale, exige une approche d'entraînement complète. Adapter votre programme d'entraînement à votre niveau de forme physique garantit une amélioration progressive tout en minimisant le risque de blessure. Nous décrivons ici des programmes de rucking pour débutants, intermédiaires et avancés, ainsi que des exercices d'entraînement croisé pour améliorer vos performances globales.

Programme de rucking pour débutants

Le programme pour débutants est conçu pour ceux qui débutent dans le rucking ou qui reviennent après une longue interruption. Il se concentre sur la construction d'une base de remise en forme solide, l'amélioration de l'endurance cardiovasculaire et la familiarisation de votre corps avec le port de poids sur de longues distances.

Semaine 1 à 4 : Construire les fondations

Fréquence : 3 séances par semaine

Séance 1 : Ruck léger

- Échauffement : 5 à 10 minutes de marche rapide ou de jogging léger.

- Ruck : 1 à 2 miles avec un sac à dos de 10 à 15 livres.
- Rythme : Modéré, capable de tenir une conversation.
- Récupération : 5 à 10 minutes d'étirements, en se concentrant sur les jambes et le bas du dos.

Séance 2 : Entraînement en force

- Échauffement : 5 à 10 minutes d'étirements dynamiques.
- Des exercices:
  - Squats : 3 séries de 12 répétitions.
  - Pompes : 3 séries de 10 répétitions.
  - Planches : 3 séries de 30 secondes.
  - Fentes 3 séries de 10 répétitions par jambe.
- Récupération : 5 à 10 minutes d'étirements.

Séance 3 Entraînement fractionné

- Échauffement : 5 à 10 minutes de marche rapide ou de jogging léger.
- Intervalles : 1 minute de marche rapide/jogging,
2 minutes de marche lente, répéter pendant 20 minutes.
- Récupération : 5 à 10 minutes d'étirements.

Semaine 5 à 8 : Augmentation de la charge et de la distance

Fréquence : 3 séances par semaine

Session 1 : Ruck modéré

- Échauffement : 5 à 10 minutes de marche rapide ou de jogging léger.
- Ruck : 2-3 miles avec un sac à dos de 15-20 livres.
- Rythme : modéré.
- Récupération : 5 à 10 minutes d'étirements.

Séance 2 : Entraînement en force

- Échauffement : 5 à 10 minutes d'étirements dynamiques.
- Des exercices:
  - Deadlifts : 3 séries de 10 répétitions.
  - Rangées : 3 séries de 12 répétitions.
  - Russian Twists : 3 séries de 15 répétitions par face.
  - Step-ups : 3 séries de 10 répétitions par jambe.
- Récupération : 5 à 10 minutes d'étirements.

Séance 3 : Ruck plus long

- Échauffement : 5 à 10 minutes de marche rapide.
- Ruck : 3-4 miles avec un sac à dos de 15-20 livres.
- Rythme : modéré.
- Récupération : 5 à 10 minutes d'étirements.

Programme de rucking intermédiaire

Le programme intermédiaire convient à ceux qui ont un niveau de base d'expérience en rucking, visant à améliorer l'endurance et la force. Ce programme introduit des distances et des poids plus difficiles.

Semaine 1 à 4 : Améliorer l'endurance et la force

Fréquence : 4 séances par semaine

Session 1 : Ruck modéré

- Échauffement : 5 à 10 minutes de marche rapide ou de jogging léger.
- Ruck : 3-4 miles avec un sac à dos de 20-25 livres.
- Rythme   modéré.
- Récupération : 5 à 10 minutes d'étirements.

Séance 2 : Entraînement en force

- Échauffement : 5 à 10 minutes d'étirements dynamiques.
- Des exercices:
  - Squats : 4 séries de 12 répétitions.
  - Bench Press : 4 séries de 10 répétitions.
  - Planches : 4 séries de 45 secondes.
  - Fentes de marche : 4 séries de 12 répétitions par jambe.
- Récupération : 5 à 10 minutes d'étirements.

Séance 3 : Entraînement fractionné

- Échauffement : 5 à 10 minutes de marche rapide ou de jogging léger.
- Intervalles : 1 minute de jogging, 1 minute de marche rapide, répéter pendant 30 minutes.

- Récupération : 5 à 10 minutes d'étirements.

Séance 4 : Longue Ruck

- Échauffement : 5 à 10 minutes de marche rapide.
- Ruck : 4 à 6 milles avec un sac à dos de 20 à 25 livres.
- Rythme : modéré.
- Récupération : 5 à 10 minutes d'étirements.

Semaine 5 à 8 : Défi croissant

Fréquence : 4 séances par semaine

Session 1 : Ruck plus lourd

- Échauffement : 5 à 10 minutes de marche rapide ou de jogging léger.
- Ruck : 4 à 5 miles avec un sac à dos de 25 à 30 livres.
- Rythme : modéré.
- Récupération : 5 à 10 minutes d'étirements.

Séance 2 : Entraînement en force

- Échauffement : 5 à 10 minutes d'étirements dynamiques.
- Des exercices:
  - Deadlifts : 4 séries de 10 répétitions.
  - Tractions : 4 séries de 8 répétitions.
  - Russian Twists : 4 séries de 20 répétitions par face.
  - Box Jumps : 4 séries de 12 répétitions.
- Récupération : 5 à 10 minutes d'étirements.

Séance 3 : Entraînement en côte

- Échauffement : 5 à 10 minutes de marche rapide ou de jogging léger.
- Intervalles en côte : 1 minute de marche/jogging en montée, 2 minutes de marche en descente, répéter pendant 30 minutes.
- Récupération : 5 à 10 minutes d'étirements.

Séance 4 : Longue Ruck

- Échauffement : 5 à 10 minutes de marche rapide.
- Ruck : 6 à 8 milles avec un sac à dos de 25 à 30 livres.
- Rythme : modéré.
- Récupération : 5 à 10 minutes d'étirements.

Programme avancé de rucking

Le programme avancé est conçu pour les ruckers expérimentés souhaitant maximiser leurs performances. Il intègre des poids plus élevés, des distances plus longues et des terrains difficiles.

Semaine 1 à 4 : Maximiser l'endurance et la force

Fréquence : 5 séances par semaine

Séance 1 : Ruck lourd

- Échauffement : 5 à 10 minutes de marche rapide ou de jogging léger.
- Ruck : 5 à 6 milles avec un sac à dos de 30 à 35 livres.
- Rythme : Modéré à rapide.
- Récupération : 5 à 10 minutes d'étirements.

Séance 2 : Entraînement en force

- Échauffement : 5 à 10 minutes d'étirements dynamiques.
- Des exercices:
  - Squats : 5 séries de 10 répétitions.
  - Overhead Press : 5 séries de 8 répétitions.
  - Planches : 5 séries de 1 minute.
  - Split Squats bulgares : 5 séries de 10 répétitions par jambe.
- Récupération : 5 à 10 minutes d'étirements.

Séance 3 : Ruck de vitesse

- Échauffement : 5 à 10 minutes de marche rapide ou de jogging léger.
- Ruck : 3 à 4 miles avec un sac à dos de 30 à 35 livres à un rythme rapide.
- Récupération : 5 à 10 minutes d'étirements.

Séance 4 : Entraînement par intervalles

- Échauffement : 5 à 10 minutes de marche rapide ou de jogging léger.

- Intervalles : jogging de 2 minutes, marche rapide d'1 minute, répétez pendant 40 minutes.
- Récupération : 5 à 10 minutes d'étirements.

Séance 5 : Longue Ruck

- Échauffement : 5 à 10 minutes de marche rapide.
- Ruck : 8 à 10 milles avec un sac à dos de 30 à 35 livres.
- Rythme : modéré.
- Récupération : 5 à 10 minutes d'étirements.

Semaine 5 à 8 : performances maximales

Fréquence : 5 séances par semaine

Séance 1 : Ruck lourd

- Échauffement : 5 à 10 minutes de marche rapide ou de jogging léger.
- Ruck : 6 à 7 milles avec un sac à dos de 35 à 40 livres.
- Rythme : Modéré à rapide.
- Récupération : 5 à 10 minutes d'étirements.

Séance 2 : Entraînement en force

- Échauffement : 5 à 10 minutes d'étirements dynamiques.

Des exercices:
  - Deadlifts : 5 séries de 8 répétitions.

- Pull-ups pondérés : 5 séries de 6 répétitions.
- Russian Twists : 5 séries de 25 répétitions par face.
- Fentes plyométriques : 5 séries de 12 répétitions par jambe.

Récupération : 5 à 10 minutes d'étirements.

Séance 3 : Ruck de vitesse

- Échauffement : 5 à 10 minutes de marche rapide ou de jogging léger.
- Ruck : 4 à 5 miles avec un sac à dos de 35 à 40 livres à un rythme rapide.
- Récupération : 5 à 10 minutes d'étirements.

Séance 4 : Entraînement en côte

- Échauffement : 5 à 10 minutes d'effort vif

Nutrition et hydratation pour le rucking

Une bonne nutrition et une bonne hydratation sont des éléments cruciaux pour se préparer et réussir le ruck. Que vous participiez à une courte marche ou à un événement de rucking prolongé, le bon équilibre de nutriments et de liquides améliorera vos performances, préviendra les blessures et facilitera la récupération. Ce guide couvre les aspects essentiels du ravitaillement en carburant de votre corps, de la nutrition avant et après le voyage, des directives d'hydratation et de l'utilisation de suppléments et d'aides ergogènes.

Alimenter le corps pour le rucking

Le rucking est une activité physiquement exigeante qui nécessite une alimentation bien équilibrée pour garantir des performances et une endurance optimales. Votre corps a besoin d'un mélange de glucides, de protéines, de graisses, de vitamines et de minéraux pour fonctionner efficacement pendant un exercice intense.

Les glucides

Les glucides sont la principale source d'énergie de votre corps pendant le rucking. Ils sont stockés sous forme de glycogène dans vos muscles et votre foie, que votre corps exploite lors d'une activité physique prolongée.

Essayez d'inclure des glucides complexes dans votre alimentation, tels que des céréales complètes, des fruits, des légumes et des légumineuses, qui fournissent une énergie soutenue.

Protéines

Les protéines sont essentielles à la réparation et à la récupération musculaire. Pendant le rucking, vos muscles subissent un stress et des dommages mineurs, que les protéines aident à réparer. Incluez des sources de protéines maigres comme le poulet, le poisson, les haricots, les lentilles et le tofu dans votre alimentation. Visez environ 1,2 à 2,0 grammes de protéines par kilogramme de poids corporel, en fonction de votre niveau d'activité.

Graisses

Les graisses saines sont une source d'énergie cruciale, en particulier lors des courses sur de longues distances, lorsque votre corps commence à utiliser les réserves de graisse après avoir épuisé le glycogène. Incluez des sources de graisses insaturées telles que les avocats, les noix, les graines et l'huile d'olive dans votre alimentation. Évitez les gras trans et limitez les gras saturés, qui peuvent avoir un impact négatif sur la santé cardiaque.

Vitamines et mineraux

Les micronutriments jouent un rôle essentiel dans la production d'énergie, la contraction musculaire et la santé globale. Les vitamines et minéraux clés pour les ruckers comprennent :

- Fer : Crucial pour le transport de l'oxygène dans le sang. Les sources comprennent la viande rouge, les épinards et les céréales enrichies.
- Calcium : Important pour la santé des os et la fonction musculaire Présent dans les produits laitiers, les légumes-feuilles et les laits végétaux enrichis.
- Magnésium : Aide à la relaxation musculaire et à la production d'énergie. Les sources comprennent les noix, les graines et les grains entiers.
- Vitamine D : Essentielle à l'absorption du calcium et à la santé des os. Obtenez de l'exposition au soleil et des aliments comme les poissons gras et les produits laitiers enrichis.

Nutrition avant et après le Ruck

Ce que vous mangez avant et après une marche en groupe peut affecter considérablement vos performances et votre récupération.

Nutrition pré-Ruck
Timing : Essayez de manger un repas équilibré 2 à 3 heures avant votre ruck. Cela laisse à votre corps

suffisamment de temps pour digérer et convertir les aliments en énergie utilisable.

Composition : Votre repas avant le repas doit comprendre un mélange de glucides, de protéines et de graisses. Par exemple, un repas pourrait être composé de riz brun, de poulet grillé et de légumes cuits à la vapeur. Si vous mangez à l'approche de votre heure de ruck, optez pour des aliments faciles à digérer comme une banane, un yaourt ou un smoothie.

Hydratation: Commencez à bien vous hydrater avant votre ruck. Buvez 16 à 20 onces d'eau environ 2 heures avant de commencer et sirotez de l'eau avant votre marche.

Exemples de repas avant le Ruck:
- Gruau aux baies et une boule de protéine en poudre.
- Toasts aux grains entiers avec avocat et un œuf poché.
- Un smoothie à base d'épinards, de banane, de lait d'amande et de poudre de protéines.

Nutrition post-Ruck

Timing : Mangez dans les 30 à 60 minutes qui suivent votre ruck pour optimiser la récupération. C'est à ce moment-là que vos muscles sont les plus réceptifs à la reconstitution des réserves de glycogène et à la réparation des tissus.

Composition : Votre repas d'après-ruck doit se concentrer sur les glucides et les protéines. Les glucides aident à reconstituer les réserves de glycogène, tandis que les protéines contribuent à la réparation musculaire. Incluez des graisses saines pour favoriser la récupération globale.

Hydratation : Réhydratez-vous avec de l'eau et envisagez des boissons électrolytiques si vous transpirez abondamment. Les électrolytes comme le sodium, le potassium et le magnésium sont perdus par la transpiration et doivent être reconstitués.

Exemples de repas après un Ruck :
- Saumon grillé au quinoa et un accompagnement de légumes mélangés.
- Un wrap à la dinde et à l'avocat accompagné de fruits.
- Yaourt grec au miel et granola.

Directives d'hydratation

Une bonne hydratation est cruciale pour maintenir les performances et prévenir la déshydratation, qui peut entraîner ce la fatigue, des crampes et des problèmes de santé plus graves.

Hydratation quotidienne

Directives générales : essayez de boire au moins 8 à 10 tasses (64 à 80 onces) d'eau par jour. Les besoins individuels peuvent varier en fonction de facteurs tels que la taille, le climat et le niveau d'activité.

État d'hydratation : surveillez votre état d'hydratation en vérifiant la couleur de votre urine. Le jaune pâle indique une bonne hydratation, tandis que le jaune foncé suggère que vous devez boire plus d'eau.

Hydratation pendant le rucking

Avant le ruck : buvez 16 à 20 onces d'eau environ 2 heures avant votre ruck pour vous assurer de commencer bien hydraté.

Pendant le Ruck : Emportez suffisamment d'eau pour rester hydraté tout au long de votre marche. La recommandation générale est de boire 7 à 10 onces toutes les 10 à 20 minutes pendant l'exercice. Ajustez en fonction de votre taux de transpiration et de l'intensité de l'activité.

Post-Ruck : Réhydratez-vous immédiatement après votre ruck. Buvez 16 à 24 onces d'eau pour chaque kilo perdu pendant l'activité. Inclure une boisson électrolytique peut aider à reconstituer les minéraux perdus.

Signes de déshydratation :

- La soif
- Bouche et lèvres sèches
- Urine foncée
- Vertiges ou étourdissements
- Fatigue
- Diminution du débit urinaire

Suppléments et aides ergogéniques

Même si une alimentation équilibrée devrait fournir la plupart des nutriments dont vous avez besoin, certains suppléments et aides ergogènes peuvent améliorer les performances et la récupération.

Suppléments courants pour les Ruckers

1. Suppléments protéiques : Les poudres de protéines (lactosérum, caséine, à base de plantes) peuvent aider à répondre à vos besoins en protéines, surtout si vous avez du mal à en consommer suffisamment via des aliments complets.

2. Suppléments d'électrolytes : les comprimés ou les poudres d'électrolytes peuvent aider à maintenir un bon équilibre électrolytique, en particulier lors de longues marches en groupe ou dans les climats chauds.

3. Multivitamines : Une multivitamine de haute qualité peut combler toutes les carences nutritionnelles de votre

alimentation, vous garantissant ainsi l'apport de toutes les vitamines et minéraux essentiels.

4. Acides gras oméga-3 : Les suppléments comme l'huile de poisson peuvent réduire l'inflammation et favoriser la santé cardiovasculaire.

5. Créatine : Ce supplément peut améliorer la force, augmenter la masse musculaire maigre et améliorer la récupération, ce qui le rend bénéfique pour ceux qui se livrent à des activités de rucking intenses.

Aides ergogéniques

1. Caféine : Connue pour améliorer la vigilance et l'endurance, la caféine peut être bénéfique avant une marche ruck. Consommez-le avec modération pour éviter la nervosité ou la déshydratation.

2. Bêta-Alanine : Cet acide aminé aide à tamponner l'acide dans les muscles, réduisant ainsi la fatigue et améliorant l'endurance. On le trouve couramment dans les suppléments pré-entraînement.

3. BCAA (acides aminés à chaîne ramifiée) : Les BCAA (leucine, isoleucine et valine) peuvent réduire les douleurs musculaires et améliorer la récupération. Ils peuvent être pris avant, pendant ou après le ruck.

Considérations :

- Qualité et sécurité : choisissez toujours des suppléments de marques réputées qui sont soumises à des tests tiers pour garantir la qualité et la sécurité.
- Besoins personnels : adaptez votre utilisation de suppléments à vos besoins et objectifs spécifiques. Consultez un professionnel de la santé ou un diététiste professionnel avant de commencer tout nouveau régime de suppléments.
- Dosage et timing : Suivez les dosages recommandés et tenez compte du timing de votre prise de suppléments pour maximiser leurs bienfaits.

Conclusion

La nutrition et l'hydratation jouent un rôle essentiel dans le rucking, ayant un impact sur votre niveau d'énergie, votre endurance, vos performances et votre récupération. En comprenant et en mettant en œuvre des stratégies de ravitaillement appropriées, avant et après le ruck, des directives d'hydratation et l'utilisation judicieuse de suppléments et d'aides ergogènes, vous pouvez optimiser votre expérience de ruck. N'oubliez pas que les besoins individuels peuvent varier, alors écoutez votre corps et ajustez vos plans de nutrition et d'hydratation en conséquence.

Prévention des blessures et rétablissement

Le rucking, l'activité consistant à marcher avec un sac à dos lesté, offre un entraînement complet qui développe la force, l'endurance et la forme cardiovasculaire. Cependant, comme toute activité physiquement exigeante, elle comporte des risques de blessures. Comprendre comment prévenir ces blessures et récupérer efficacement est crucial pour maintenir les performances de rucking à long terme et la santé globale. Ce chapitre aborde les blessures courantes associées au rucking, les techniques d'étirement et d'échauffement efficaces, les stratégies de récupération et les exercices de rééducation.

Blessures courantes par rucking

Le rucking impose un ensemble unique de contraintes sur le corps en raison du poids supplémentaire et des longues distances parcourues. Les blessures dues au rucking les plus courantes comprennent :

1. Ampoules : Causées par la friction entre la peau et les chaussures, les ampoules sont courantes chez les ruckers. Des chaussures mal ajustées, des chaussettes mouillées et une activité prolongée peuvent exacerber ce problème.

2. Attelles tibiales : ce terme décrit une douleur le long du tibia (tibia) et est souvent due à une utilisation excessive, à de mauvaises chaussures ou à un échauffement inadéquat. L'impact répété de la marche avec un poids supplémentaire peut entraîner une

inflammation des muscles, des tendons et du tissu osseux autour du tibia.

3. Fasciite plantaire : L'inflammation du fascia plantaire, l'épaisse bande de tissu qui traverse la plante du pied, peut résulter du stress lié au transport de lourdes charges. Les symptômes comprennent une douleur aiguë au talon, en particulier le matin ou après une position debout prolongée.

4. Douleur au genou : Le poids supplémentaire d'un sac à dos augmente la charge sur vos genoux, ce qui peut entraîner des problèmes comme une tendinite rotulienne ou le genou du coureur. Un mauvais alignement et un soutien musculaire inadéquat exacerbent ces conditions.

5. Douleurs au bas du dos : Le port d'un sac à dos lourd exerce une pression sur le bas du dos, en particulier si la charge n'est pas répartie correctement ou si la force de base fait défaut.

6. Syndrome de la bande IT : La bande ilio-tibiale s'étend le long de l'extérieur de la cuisse, de la hanche au genou. Une utilisation excessive ou une mécanique inappropriée peut provoquer une tension ou une inflammation de cette bande, entraînant une douleur à l'extérieur du genou.

Technique d'étirement et d'échauffement

Des techniques d'étirement et d'échauffement appropriées sont essentielles pour préparer votre corps aux exigences du rucking et prévenir les blessures.

1. Échauffement dynamique : Commencez par un échauffement dynamique de 5 à 10 minutes pour augmenter le flux sanguin et détendre les muscles. Des activités comme la marche rapide, le jogging ou le vélo peuvent préparer efficacement votre corps au rucking.

2. Balancements de jambes : Tenez-vous debout sur une jambe et balancez l'autre jambe d'avant en arrière, puis d'un côté à l'autre. Cela aide à relâcher les muscles fléchisseurs de la hanche, les ischio-jambiers et les muscles de l'aine.

3. Cercles de hanches : placez vos mains sur vos hanches et effectuez des mouvements circulaires avec vos hanches. Cela mobilise les articulations de la hanche et étire les muscles du bas du dos et de la hanche.

4. Fentes de marche : effectuez des fentes de marche pour activer les quadriceps, les ischio-jambiers et les

fessiers. Assurez-vous de maintenir le dos droit et d'engager votre cœur.

5. Rotations des chevilles : Faites pivoter vos chevilles dans le sens des aiguilles d'une montre et dans le sens inverse pour réchauffer les articulations et les muscles autour de la cheville, qui sont cruciaux pour la stabilité.

6. Cercles de bras : Étendez vos bras sur les côtés et faites des cercles petits ou grands pour échauffer vos épaules. Ceci est particulièrement utile si vous portez un sac à dos lourd avec des bretelles.

Étirements post-ruck : Après votre ruck, effectuez des étirements statiques pour aider à détendre les muscles et améliorer la flexibilité.

1. Étirement des mollets : placez-vous face à un mur, placez vos mains contre celui-ci et étendez une jambe vers l'arrière, en gardant le talon au sol. Penchez-vous en avant pour étirer le muscle du mollet.

2. Étirement des ischio-jambiers : Asseyez-vous sur le sol avec une jambe étendue et l'autre pliée vers l'intérieur. Atteignez vos orteils sur la jambe étendue pour étirer les ischio-jambiers.

3. Quad Stretch : Tenez-vous sur une jambe, saisissez votre cheville opposée et tirez-la vers vos fessiers. Cela étire les quadriceps.

4. Étirement des muscles fléchisseurs de la hanche :
agenouillez-vous sur un genou avec l'autre pied devant,
formant un angle de 90 degrés. Poussez vos hanches
vers l'avant pour étirer le fléchisseur de la hanche.

5. Étirement du bas du dos : Allongez-vous sur le dos,
tirez vos genoux vers votre poitrine et balancez-vous
doucement d'un côté à l'autre. Cela aide à soulager les
tensions dans le bas du dos.

Stratégies de récupération

Des stratégies de récupération efficaces sont
essentielles pour maintenir vos performances et
prévenir les blessures.

1. Repos : assurez-vous de vous reposer suffisamment
entre les séances de rucking. Le surentraînement peut
entraîner de la fatigue et augmenter le risque de
blessure. Écoutez votre corps et prenez des jours de
repos si nécessaire.

2. Hydratation : Rester bien hydraté est crucial pour la
récupération musculaire et la performance globale.
Buvez de l'eau avant, pendant et après votre ruck. Les
boissons électrolytiques peuvent également aider à
reconstituer les minéraux perdus.

3. Nutrition : Consommez une alimentation équilibrée, riche en protéines, en glucides et en graisses saines pour alimenter votre corps et faciliter la récupération. Les protéines sont particulièrement importantes pour la réparation musculaire.

4. Sommeil : Visez 7 à 9 heures de sommeil de qualité par nuit. Le sommeil est le moment où votre corps répare et reconstruit les tissus musculaires, ce qui en fait un élément essentiel de la récupération.

5. Roulement de mousse : utilisez un rouleau en mousse pour masser les muscles endoloris et améliorer la circulation. Cela peut aider à réduire la raideur musculaire et à accélérer la récupération.

6. Thérapie par le froid : L'application de blocs de glace ou la prise de bains froids peuvent réduire l'inflammation et les douleurs musculaires après des séances intenses de rucking.

7. Équipement de compression : Le port de chaussettes ou de manches de compression peut aider à améliorer la circulation sanguine et à réduire l'enflure, facilitant ainsi la récupération.

Exercices de rééducation

Si vous subissez une blessure, des exercices de rééducation peuvent vous aider à récupérer et à prévenir de futurs problèmes. Voici quelques exercices courants pour les blessures liées au rucking :

1. Pour les attelles de tibia :
   - Calf Raises : Tenez-vous debout sur une marche avec vos talons pendants. Levez vos talons le plus haut possible, puis abaissez-les en dessous du niveau de la marche. Cela renforce les muscles du mollet.
   - Toe Taps : Asseyez-vous les pieds à plat sur le sol. Tapotez vos orteils de haut en bas pour renforcer les muscles situés devant votre tibia.

2. Pour la fasciite plantaire :
   - Étirement de la serviette : Asseyez-vous avec les jambes étendues. Enroulez une serviette autour de la plante de votre pied et tirez doucement la serviette vers vous tout en gardant votre genou droit.
   - Arch Rolling : Faites rouler une balle de tennis ou une bouteille d'eau glacée sous la voûte plantaire pour masser et étirer le fascia plantaire.

3. Pour les douleurs au genou :
   - Quad Sets : Asseyez-vous avec les jambes étendues et serrez vos quadriceps. Tenez quelques secondes, puis détendez-vous. Cela aide à renforcer les muscles autour du genou.

- Élévations de jambes droites : Allongez-vous sur le dos avec une jambe pliée et l'autre droite. Soulevez la jambe droite à la hauteur du genou plié et maintenez-la, puis abaissez-la lentement.

4. Pour les douleurs dans le bas du dos :
   - Bird Dogs : Commencez à quatre pattes. Étendez simultanément un bras et la jambe opposée, en gardant le dos droit. Maintenez la position pendant quelques secondes, puis changez de côté.
   - Étirement chat-vache : commencez à quatre pattes. Alternez entre cambrer le dos (chat) et le plonger (vache) pour étirer et mobiliser la colonne vertébrale.

5. Pour le syndrome de la bande informatique :
   - Élévations des jambes latérales : Allongez-vous sur le côté, la jambe inférieure pliée et la jambe supérieure droite. Soulevez votre jambe supérieure à la hauteur des hanches et abaissez-la lentement. Cela renforce les abducteurs de la hanche.
   - IT Band Stretch : Tenez-vous debout et croisez une jambe sur l'autre. Penchez-vous sur le côté de la jambe avant pour étirer la bande IT du côté opposé.

Conclusion
Prévenir les blessures et assurer une récupération efficace sont cruciaux pour tout rucker. En comprenant les blessures courantes, en intégrant des techniques d'étirement et d'échauffement appropriées, en employant des stratégies de récupération efficaces et en

vous engageant dans des exercices de rééducation ciblés, vous pouvez maintenir vos performances en rucking et profiter de cette activité physiquement exigeante pour les années à venir. N'oubliez pas qu'écouter votre corps et résoudre les problèmes rapidement peut empêcher un inconfort mineur de se transformer en blessures graves.

Défis et événements Rucking

Le rucking, une activité qui combine la marche ou la randonnée avec un sac à dos lesté, a gagné en popularité en raison de ses nombreux avantages en matière de forme physique et du sentiment de communauté qu'elle favorise. Au-delà de leur condition physique personnelle, les amateurs de rucking peuvent participer à une variété de défis et d'événements qui mettent à l'épreuve leur endurance, leur force et leur travail d'équipe. Ce guide explore les différents aspects des défis et des événements de rucking, fournissant des informations détaillées sur la manière de s'impliquer, à quoi s'attendre et les avantages de la participation.

Participer aux marches Ruck

Les marches ruck, également connues sous le nom de marches ruck ou randonnées ruck, sont des événements organisés au cours desquels les participants parcourent des distances spécifiques en portant des sacs à dos lestés. Ces événements peuvent aller de courtes promenades adaptées aux débutants à de longues marches exténuantes conçues pour tester même les ruckers les plus expérimentés.

Premiers pas avec les marches Ruck

1. Trouver des événements : les clubs de ruck locaux, les organisations de fitness et les plateformes en ligne organisent souvent des marches de ruck. Des sites Web comme Meetup, Facebook et des communautés dédiées au rucking telles que GORUCK répertorient souvent les événements à venir.

2. Préparation à l'entraînement : La préparation à une marche ruck implique un entraînement régulier. Commencez par des distances plus courtes et des poids plus légers, en augmentant progressivement les deux à mesure que votre condition physique s'améliore. Intégrez des exercices de musculation et de cardio pour développer l'endurance et la force nécessaires.

3. Sélection du matériel : Un équipement approprié est essentiel pour une marche en ruck réussie. Choisissez un sac à dos confortable et répartissez le poids uniformément. Portez des vêtements respirants qui évacuent l'humidité et des chaussures robustes offrant un bon soutien.

4. Participation à l'événement : Le jour de la marche, assurez-vous d'être bien reposé, hydraté et d'avoir mangé un repas équilibré. Emportez les articles essentiels tels que de l'eau, des collations et une trousse de premiers soins. Suivez les directives de l'événement et prenez votre rythme pour éviter l'épuisement professionnel.

Avantages des marches Ruck

- Condition physique : les marches ruck améliorent la santé cardiovasculaire, la force musculaire et l'endurance.
- Résilience mentale : surmonter les défis physiques d'une marche ruck renforce la force mentale et la persévérance.
- Communauté : La participation à des marches ruck favorise un sentiment de camaraderie et d'appartenance au sein de la communauté ruck.

Compétitions et événements de Rucking

Pour ceux qui recherchent des expériences plus structurées et compétitives, il existe de nombreuses compétitions et événements de rucking conçus pour pousser les participants dans leurs retranchements.

Compétitions de rucking populaires

1. Défis GORUCK : GORUCK organise certains des événements de rucking les plus connus, notamment les défis GORUCK Light, Tough et Heavy. Ces événements varient en difficulté et en durée, testant l'endurance physique et mentale des participants à travers des tâches d'inspiration militaire et des exercices de travail d'équipe.

2. GoRuck Selection : Il s'agit de l'un des événements de ruck les plus difficiles, inspiré des processus de sélection des forces spéciales. Il s'agit d'une épreuve d'endurance non-stop de 48 heures qui teste les limites des participants à travers d'intenses défis physiques et mentaux.

3. Spartan Race : Bien que principalement connue pour ses courses à obstacles, Spartan Race propose également des événements avec des éléments de rucking. Ces courses combinent les obstacles spartiates traditionnels avec le défi supplémentaire de porter un sac à dos lesté.

4. Charity Rucks : De nombreuses compétitions de ruck sont organisées pour soutenir des causes caritatives. Ces événements impliquent souvent des rucks longue distance avec des participants collectant des fonds pour diverses œuvres caritatives, alliant fitness et philanthropie.

Préparation aux compétitions de rucking

1. Entraînement intense : Les compétitions nécessitent un entraînement rigoureux. Suivez un plan d'entraînement structuré qui comprend des rucks longue distance, un entraînement en force et un entraînement par intervalles à haute intensité (HIIT).

2. Nutrition et hydratation : Une bonne nutrition et une bonne hydratation sont cruciales. Concentrez-vous sur une alimentation équilibrée, riche en glucides, en protéines et en graisses saines. Restez hydraté avant, pendant et après vos séances d'entraînement et événements.

3. Préparation mentale : La force mentale est la clé des compétitions de rucking. Pratiquez la pleine conscience, la visualisation et un discours intérieur positif pour renforcer la résilience mentale.

Avantages des compétitions de rucking

- Condition physique améliorée : la compétition repousse vos limites physiques, conduisant à des améliorations significatives de votre condition physique.
- Réalisation et reconnaissance : Réaliser un événement stimulant procure un sentiment d'accomplissement et de reconnaissance au sein de la communauté du rucking.
- Croissance personnelle : Surmonter les obstacles lors des compétitions favorise la croissance personnelle et la résilience.

Défis de rucking en équipe

Les défis d'équipe mettent l'accent sur le travail d'équipe, la communication et le soutien mutuel, ce qui en fait une expérience unique et enrichissante.

Types de défis de rucking en équipe

1. **Événements d'équipe GORUCK** : GORUCK propose des événements d'équipe où les participants travaillent ensemble pour relever des défis. Ces événements nécessitent un travail d'équipe, une résolution de problèmes et un effort collectif.

2. Défis d'inspiration militaire : certains événements de rucking sont conçus pour simuler des missions militaires, où les équipes doivent naviguer, élaborer des stratégies et se soutenir mutuellement pour atteindre des objectifs communs.

3. Courses d'aventure : les courses d'aventure incluent souvent des éléments de rucking, obligeant les équipes à transporter des sacs lestés tout en naviguant sur divers terrains et en franchissant des obstacles.

Se préparer aux défis Team Rucking

1. Formation d'équipe : entraînez-vous avec votre équipe pour établir une camaraderie et comprendre les forces et les faiblesses de chacun. Concentrez-vous sur

les exercices en équipe et les exercices de communication.

2. Stratégie et planification : Élaborez une stratégie pour l'événement, y compris le rythme, les pauses et les approches de résolution de problèmes. Une planification efficace peut avoir un impact significatif sur vos performances.

3. Soutien et motivation : encouragez-vous et soutenez-vous mutuellement tout au long de la formation et de l'événement. Une dynamique d'équipe solide et solidaire est essentielle au succès.

Avantages des défis Team Rucking

- Travail d'équipe amélioré : les défis d'équipe améliorent les compétences en communication, en coopération et en résolution de problèmes.
- Réalisation partagée : Réaliser un événement stimulant en équipe crée un fort sentiment d'accomplissement partagé et de lien.
- Connexion sociale : les événements d'équipe offrent des opportunités de nouer des amitiés et des liens durables au sein de la communauté du rucking.

Communautés virtuelles de rucking

À l'ère du numérique, les communautés virtuelles de rucking offrent aux ruckers une plate-forme pour se connecter, partager des expériences et participer à des défis virtuels depuis n'importe où dans le monde.

Avantages des communautés virtuelles de Rucking

1. Accessibilité : les communautés virtuelles permettent à des personnes de différents endroits de participer à des événements et à des défis, en surmontant les barrières géographiques.

2. Soutien et motivation : les plateformes en ligne offrent soutien, motivation et responsabilité grâce à des objectifs, des défis et un suivi des progrès partagés.

3. Ressources et informations : les communautés virtuelles partagent souvent des ressources précieuses, notamment des plans d'entraînement, des recommandations d'équipement et des conseils en matière de nutrition.

Communautés virtuelles populaires de Rucking

1. GORUCK Tribe : GORUCK Tribe est une communauté virtuelle qui propose des défis mensuels, des plans de remise en forme et un forum en ligne de soutien. Les membres peuvent participer à des défis à leur propre rythme et se connecter avec d'autres ruckers du monde entier.

2. Ruck and Raise : Cette communauté virtuelle se concentre sur le ruck pour des causes caritatives. Les participants se joignent à des événements virtuels pour collecter des fonds et sensibiliser diverses organisations caritatives, alliant fitness et philanthropie.

3. Groupes et forums Facebook : De nombreux groupes Facebook et forums en ligne sont dédiés au rucking. Ces plateformes offrent aux ruckers un espace pour partager leurs expériences, demander conseil et organiser des défis virtuels.

Participer à des défis de rucking virtuels

1. Inscription et engagement : rejoignez une communauté virtuelle de rucking et inscrivez-vous aux défis à venir. Engagez-vous à relever le défi et fixez-vous des objectifs personnels.

2. Formation et préparation : suivez les plans de formation fournis et préparez-vous à relever le défi

comme vous le feriez pour un événement en personne. Suivez vos progrès et restez engagé avec la communauté.

3. Partager et célébrer : partagez vos expériences, photos et réalisations avec la communauté virtuelle. Célébrez vos réalisations et soutenez les autres participants.

Avantages des défis virtuels Rucking

- Flexibilité : les défis virtuels offrent une flexibilité en termes de lieu et de calendrier, permettant aux participants de relever les défis à leur convenance.
- Connexion mondiale : connectez-vous avec des ruckers du monde entier, partagez vos expériences et construisez une communauté mondiale.
- Motivation continue : des défis virtuels réguliers et le soutien de la communauté fournissent une motivation et une inspiration continues.

Conclusion

Les défis et événements Rucking offrent aux individus un large éventail d'opportunités pour tester leurs limites, développer leur force physique et mentale et se connecter avec une communauté partageant les mêmes idées. Qu'il s'agisse de participer à des marches ruck locales, à des événements compétitifs, à des défis d'équipe ou à des communautés virtuelles, le monde du ruck regorge d'expériences enrichissantes. En vous préparant correctement, en vous fixant des objectifs réalistes et en adoptant un esprit de camaraderie, vous pourrez réaliser des exploits remarquables et profiter des nombreux avantages de cette activité à la fois exigeante et enrichissante.

Rucking pour les populations spéciales

Le rucking est une activité de remise en forme polyvalente et accessible qui peut bénéficier à un large éventail de personnes, y compris celles appartenant à des populations spécifiques telles que les femmes et les personnes âgées. Ce guide fournira des informations détaillées sur la manière dont le rucking peut être adapté et bénéfique pour ces groupes, garantissant la sécurité et maximisant les bienfaits pour la santé.

Rucking pour les femmes

Les femmes peuvent tirer de nombreux avantages du rucking, tels qu'une meilleure forme cardiovasculaire, une meilleure endurance musculaire et une meilleure résilience mentale. Il existe cependant des considérations et des conseils spécifiques pour optimiser l'expérience du rucking pour les femmes.

A. Avantages du rucking pour les femmes

1. Santé cardiovasculaire : Le Rucking constitue un excellent entraînement aérobique, améliorant la santé cardiaque et réduisant le risque de maladies cardiovasculaires. Le poids supplémentaire du sac à dos augmente l'intensité de l'exercice, conduisant à un meilleur conditionnement cardiovasculaire.

2. Force musculaire et endurance : porter un sac à dos lesté sollicite plusieurs groupes musculaires, en particulier au niveau des jambes, du tronc et du dos. Cela aide les femmes à développer leur force et leur endurance, ce qui peut améliorer leur condition fonctionnelle globale.

3. Santé des os : Les exercices de mise en charge comme le rucking sont bénéfiques pour la densité osseuse, ce qui est particulièrement important pour les femmes car elles courent un risque plus élevé d'ostéoporose. Un rucking régulier peut aider à maintenir et même à améliorer la santé des os.

4. Santé mentale : On sait que les activités physiques, y compris le rucking, améliorent la santé mentale en réduisant le stress, l'anxiété et la dépression. La nature extérieure du rucking offre également une exposition à la nature, ce qui peut améliorer l'humeur et le bien-être mental.

B. Considérations spécifiques aux femmes

1. Sélection de l'équipement : les femmes doivent choisir un équipement spécialement conçu pour s'adapter à la forme de leur corps. Les sacs à dos dotés de bretelles réglables et de conceptions ergonomiques sont essentiels pour assurer le confort et éviter les tensions sur les épaules et le dos.

2. Gestion du poids : Commencez avec un poids plus léger, environ 10 à 15 % du poids corporel, et augmentez progressivement à mesure que la force et l'endurance s'améliorent. Une surcharge trop rapide peut entraîner des blessures.

3. Chaussures : Des chaussures appropriées sont essentielles. Les femmes doivent choisir des bottes ou des chaussures de randonnée offrant un soutien et un amorti adéquats pour éviter les blessures au pied et à la cheville.

4. Vêtements : Portez des tissus respirants qui évacuent l'humidité pour rester à l'aise et au sec. Évitez le coton, qui peut provoquer des frottements lorsqu'il est mouillé. Les soutiens-gorge de sport offrant un bon maintien sont également importants pour le confort lors du rucking.

5. Hydratation et nutrition : Rester hydraté et bien nourri est crucial. Les femmes doivent emporter suffisamment d'eau et des collations saines pour maintenir leur niveau d'énergie pendant les marches ruck.

C. Conseils de formation pour les femmes

1. Commencez lentement : commencez par des distances plus courtes et des poids plus légers pour permettre au corps de s'adapter à la nouvelle activité. Augmentez progressivement le poids et la distance à mesure que votre condition physique s'améliore.

2. Entraînement de force : Incorporez des exercices de musculation axés sur les jambes, le tronc et le haut du corps. Cela permet de développer la force musculaire nécessaire pour supporter le poids supplémentaire du sac à dos.

3. Flexibilité et mobilité : incluez des exercices d'étirement et de mobilité dans la routine d'entraînement pour prévenir les blessures et améliorer la flexibilité globale.

4. Écoutez votre corps : faites attention à tout signe d'inconfort ou de douleur. Reposez-vous et récupérez si nécessaire pour éviter les blessures dues au surmenage.

Rucking pour les seniors

Le rucking peut être une excellente forme d'exercice pour les personnes âgées, offrant de nombreux avantages pour la santé physique et mentale. Il est cependant important d'adapter l'activité aux changements liés à l'âge et d'assurer la sécurité.

A. Avantages du rucking pour les personnes âgées

1. Amélioration de la santé cardiovasculaire : Le rucking est un moyen efficace de maintenir la santé cardiovasculaire des personnes âgées. L'intensité modérée du rucking contribue à améliorer la fonction cardiaque et réduit le risque de maladie cardiaque.

2. Force musculaire et endurance améliorées : le rucking régulier engage plusieurs groupes musculaires, aidant les personnes âgées à maintenir la masse et la force musculaires, qui sont cruciales pour les activités quotidiennes et la prévention des chutes.

3. Densité osseuse : Les exercices de mise en charge comme le rucking peuvent aider à ralentir la perte de densité osseuse, courante chez les personnes âgées. Cela réduit le risque de fractures et d'ostéoporose.

4. Santé des articulations : Les activités d'intensité modérée comme le rucking peuvent aider à maintenir la mobilité et la flexibilité des articulations, réduisant ainsi la raideur et la douleur associées au vieillissement.

5. Bien-être mental : Il a été démontré que l'exercice, y compris le rucking, améliore la fonction cognitive et réduit les symptômes de dépression et d'anxiété. La

composante extérieure du rucking fournit également un coup de pouce mental grâce à l'exposition à la nature.

B. Considérations spécifiques aux personnes âgées

1. Autorisation médicale : les personnes âgées devraient consulter leur médecin avant de commencer un programme de rucking, surtout si elles ont des problèmes de santé préexistants.

2. Équipement approprié : Il est crucial de choisir un sac à dos léger et confortable. Le sac à dos doit avoir des bretelles rembourrées et une ceinture de soutien pour répartir le poids uniformément.

3. Chaussures : Des chaussures appropriées sont essentielles pour fournir un soutien adéquat et prévenir les chutes. Choisissez des chaussures offrant une bonne traction, un bon soutien et un bon amorti.

4. Gestion du poids : Commencez avec un poids très léger, par exemple 5 à 10 % du poids corporel, et augmentez-le progressivement à mesure que la force et l'endurance s'améliorent.

5. Hydratation et nutrition : Les personnes âgées doivent emporter suffisamment d'eau pour rester hydratées et apporter des collations pour maintenir leur niveau d'énergie pendant les marches ruck.

C. Conseils de formation pour les personnes âgées

1. Commencez lentement : commencez par de courtes distances et un poids minimal. Augmentez progressivement à mesure que la forme physique et la confiance augmentent.

2. Entraînement de force : Incorporez des exercices de musculation à faible impact axés sur les principaux groupes musculaires. Cela aide à développer la force nécessaire pour soutenir le rucking.

3. Flexibilité et mobilité : Incluez des exercices d'étiremert et de mobilité dans la routine pour maintenir la flexibilité des articulations et prévenir les raideurs.

4. Exercices d'équilibre : L'entraînement à l'équilibre est important pour prévenir les chutes. Incluez des exercices tels que se tenir debout sur une jambe ou utiliser une planche d'équilibre.

5. Surveiller l'intensité : utilisez le test de conversation pour vous assurer que l'intensité est appropriée. Si vous pouvez parler mais pas chanter pendant l'activité, l'intensité est probablement adaptée.

6. Repos et récupération : Assurer un repos et une récupération adéquats entre les marches en ruck pour éviter les blessures dues au surmenage. Écoutez votre corps et faites des pauses si nécessaire.

Conclusion

Le rucking est une forme d'exercice hautement adaptable et bénéfique qui peut être adaptée aux besoins de différentes populations, notamment les femmes et les personnes âgées. En prenant en compte les exigences spécifiques et en suivant les conseils de formation appropriés, les individus de ces groupes peuvent profiter en toute sécurité des nombreux bienfaits du rucking pour la santé physique et mentale. Que vous soyez une femme cherchant à améliorer sa forme physique ou une personne âgée cherchant à maintenir un mode de vie actif, le rucking offre un moyen gratifiant et efficace d'atteindre vos objectifs de santé.

Conclusion

Dans ce livre, nous avons exploré le monde du rucking, maîtrisant l'art de porter de lourdes charges pour le fitness et l'aventure. Nous avons discuté de l'histoire du rucking, de ses bienfaits pour la santé physique et mentale, et de la manière de s'y entraîner. Nous avons également couvert l'équipement essentiel nécessaire au rucking et l'importance d'une bonne nutrition, de la prévention des blessures et de la récupération.

À mesure que nous avançons, l'avenir du rucking s'annonce prometteur. Avec la popularité croissante de cette activité, de plus en plus de personnes découvrent ses bienfaits et l'intègrent à leurs routines de remise en forme. L'évolution du matériel et des équipements a également rendu le rucking plus accessible et plus confortable pour les individus de tous niveaux de condition physique.

En conclusion, le rucking n'est pas seulement une séance d'entraînement ou un moyen de transport, mais un mode de vie. Cela nous met au défi à la fois physiquement et mentalement et ouvre de nouvelles possibilités d'aventure et d'exploration. Avec de la détermination, de la discipline et le bon état d'esprit, n'importe qui peut maîtriser l'art du ruck et récolter ses nombreux avantages.

Comme dernier conseil, n'oubliez pas de toujours commencer lentement et de progresser progressivement dans votre parcours de rucking. Écoutez votre corps et accordez-vous du temps pour vous reposer et récupérer. Restez motivé en vous fixant des objectifs et en suivant vos progrès. Et surtout, amusez-vous et profitez du voyage.

Merci d'avoir lu « The Rucking Handbook : Maîtriser l'art de transporter des charges lourdes pour le fitness et l'aventure ». Nous espérons que ce livre vous a inspiré à vous lancer dans le rucking et à découvrir les nombreux avantages qu'il a à offrir.

Merci d'avoir lu cette information !!